離職率ゼロのために
看護管理者が学ぶべき
7つのマネジメント

「やめたくない看護部」のつくり方

山本武史

メヂカルフレンド社

プロローグ 「やめたくない！」と誇りを持って働けるチームに変わる！

みなさん、こんにちは。私は医療機関専門「組織マネジメントコーチ」の山本武史《たけし》です。

私はこれまでに1万8千人以上の方に研修やコーチングを提供してきました。現在は、主に看護管理者の方に向けた研修プログラムを提供し、離職防止と生産性向上のお手伝いをさせていただいています。

いきなりですが、次の調査結果を見て、あなたはどう感じるでしょうか？

ギャラップ調査では、「自分の意見は職場で価値を持っている」（というアンケート）項目に対し、「非常にそう思う」と答えた従業員が十人中三人しかいなかった。ギャラップの計算によると、この割合が一〇人中六人になれば、組織は離職率を二七パーセント、安全に関する事故を四〇パーセント減らし、生産性を一二パーセント高められるという（※1）

※1　エイミー・C・エドモンドソン『恐れのない組織』（英治出版、2021年）より

私はこの調査結果を見て驚きました。**職場で「自分の意見に価値がある」と思える人が増えるだけで、しかも、全員ではなくたった6割で、ここまで組織が変わる**のかと。

たとえば、スタッフ300名、離職率10％の看護部があったとしたら、毎年30名やめていくところ、そのうちの8名の離職を防げることになります。

安全に関する事故が40％減ったら、どれだけのストレスが軽減され、時間的ゆとりが生まれるでしょう。さらに、生産性が12％高まると、病院経営はどれほどよくなるでしょうか。

しかし、現実はどうでしょう？

私のところには、「離職率が下がりません」「インシデントが一向に減りません」といった相談がたくさん寄せられます。病院によっては、「離職率が25％を超えてしまった年がある」という話も聞きました。

看護師の離職が止まらないとどうなるでしょう？

入院を断らなければいけなくなったり、救急車の受け入れができなかったり、救える患者に手を差し伸べられなくなってしまいます。

また、患者が減れば病院経営が悪化し、人件費を下げざるを得なくなります。そうなると若手の看護師は条件のいい病院を探すでしょう。結果として、離職率がさらに上がります。

若手の離職が止まらなければ、管理者の仕事はどんどん増えます。部下や後輩の指導に時間が割けなくなると、せっかく入った新人も「ここでは成長できそうにない」と早々に離職を決意するでしょう。管理者自身の心も体も疲れ果ててしまいますが、管理者ともなればそう簡単にやめられません。

この〝負の連鎖〟を断ち切るヒントが、冒頭の調査結果です。言い換えると、**「心理的安全性の高い職場をつくること」**。これこそが離職を防ぎ、組織力を高めるための〝道標《みちしるべ》〟になるのです。

「やめたくない看護部」をつくるのは誰か？

では具体的に、誰が何をすれば、負の連鎖を断ち切り、看護師全員が「やめたくない」と誇りとやりがいを持って働けるような職場がつくれるのでしょうか。

院長をはじめとした病院経営者でしょうか？

ここで、私がこれまで900件以上の研修に登壇してきて確信したことをお伝えします。それは**「教える人が変われば組織は変わる」**ということです。

家族でも学校でも企業でも病院でも同じです。家族なら親が、学校なら先生が、企業や病院なら上司が変わると、組織の雰囲気はガラッと変わります。

私の研修でも参加した管理職の方が自らを変えたところ、その後、組織が大きく成長したり、雰囲気がパッと明るくなったり、そうした変化をたくさん見てきました。

組織は人で成り立っています。管理者が変わることで、部下・後輩との関係性が変わり、組織は大きく上向きに成長するのです。

その始まりは、今、本書を手に取った**あなたが「変わる」と決意すること**です。その決意があれば、本書は必ずあなたの役に立ちます。今いる全スタッフが「やめたくない」と胸を張れる看護部をつくっていってください。

どのような変化を起こせるのか、本書で紹介している研修プログラムを実際に受けた看護管理者の方々の声をほんの一部ですが、ご紹介します。

- **自分が次に取り組むべき課題が見えて気持ちが前向きになった**
- **看護部全体の離職率が7・0％から、5・8％に下がった**
- **管理者間のコミュニケーションが活発になった**
- **職場アンケートで「スタッフ間のコミュニケーションがうまく図れている」が90％に上がった**
- **外来と病棟の間で連携が取れ、課題を共有できるようになった**
- **「働きやすくなった」という声がたくさん聞かれるようになった**

● いいことだけでなく、悪いこともスタッフ自ら気づき、声に出せるようになった……

あなたが変われば、組織は必ず変わります。

忙しくても、みんな笑顔でがんばれる職場、多少のストレスはありながらもやりがいを感じられる職場、緊張感があっても支え合いながら乗り切れる職場……そんな職場を、あなたからつくっていきませんか？

本書はこんな方におすすめです

本書では、私が開発した看護管理者向けの研修プログラム**『やめたくない看護部をつくる7つのマネジメント』**のエッセンスをギュッと凝縮して紹介します。

次のようなお悩みや課題をひとつでも抱えていらっしゃったら、ぜひ本書を読み進めてください！

- □ **師長になったはいいけど、責任が重く毎日がつらい**
- □ **管理職として、具体的に何を求められているかわからない**

□若手～中堅の離職で慢性的な人材不足に陥っている
□自分の部署やチームからメンタル不調者が出てしまっている
□日々の仕事量が多く残業が慢性化している
□スタッフ間の「報告・連絡・相談」がうまく行われていない
□「人を育てろ」と言われても、正しい教え方がわからない

本書では、こういったお悩みを解消しながら、最終的には働くスタッフ全員が「やめたくない」と思えるような看護部をつくっていくためのマネジメント手法を7つ、順序立てて解説していきます。

私の一番の願いは……

実は、本書の出版をある看護師長にお話ししたところ、「研修の中身をすべて公開していいんですか？　自分で自分の仕事を減らすことになりませんか？」と心配されてしまいました。

たしかに私が直接提供する研修の件数は減るかもしれません。しかし、それでも構わないのです。なぜなら、私にはそれよりも大切な目的があるからです。

そもそもこの研修プログラムは、コロナ禍でかなり疲弊していた看護師さんたちの不満やストレスの解消と、医療現場における問題解決を同時に行うために開発されたものです。

しかし、これはコロナ禍に限ったことではありません。

命と健康を守るという重責を担う医療現場で、特に管理者には、スタッフが気持ちよく全力で働けるような組織をつくるためのマネジメント手法や、組織の問題を解決して生産性を高めるためのノウハウを学ぶ時間が必須です。そのためにぜひ研修の時間を定期的に確保していただきたいのです。

しかし、管理者の多くは研修を受ける時間が確保できなかったり、研修実施の予算が下りなかったりするのが現状でしょう。我々のところにも「受講したいけれど、できない」という声が数多く寄せられています。そんな方に向けて、本書で研修のエッセンスを余すことなくお伝えしたいと考えたのです。

ひとりでも多くの看護管理者の方にマネジメントに関する不安を払拭していただき、看護師が医療チームのハブ（中核）を担ってほしいとも考えています。なぜなら、看護師は患者と接する機会が一番多く、患者やその家族からすると最も身近で、最も頼りになる存在だからです。

ただでさえ不安になる診察や入院を、少しでも安心して受けるには、いつもの看護師さんのいつもの笑顔がとても大切だと思うのです。

ぜひ本書を活用して、**あなたの働く病院の看護師全員が「やめたくない」と胸を張れる看護部をつくっていってください。**それが私の一番の願いです。

本書の効果的な使い方

ではここから、本書の使い方を紹介していきます。

本書では、「看護管理者が身につけたい7つのマネジメント」を章ごとに紹介していきます（左ページイラスト参照）。

各章の最初に「本章のねらい」としてその章で学んでいただきたいことを挙げ、その後、各課題の対策やヒントを具体的かつ詳しく解説していきます。そして各章の最後には、「まとめ」とこれまで受講いただいた方の声（気づきや学び、感想や決意など）を載せています。あなた自身や職場を変えていくためのモチベーションにしてください。

まずはサラッと全体像を把握する程度に読み流していただければいいでしょう。

その後、各章をじっくりと読んで、できることから取り入れてみてください。その際、決して欲張らずにひとつずつ確実に取り組んでくださいね。そして、どんな変化があったかを検証しながら進めてください。

人も組織もすぐには変われません。焦らずじっくりと取り組んでいきましょう。

看護管理者が身につけたい７つのマネジメント

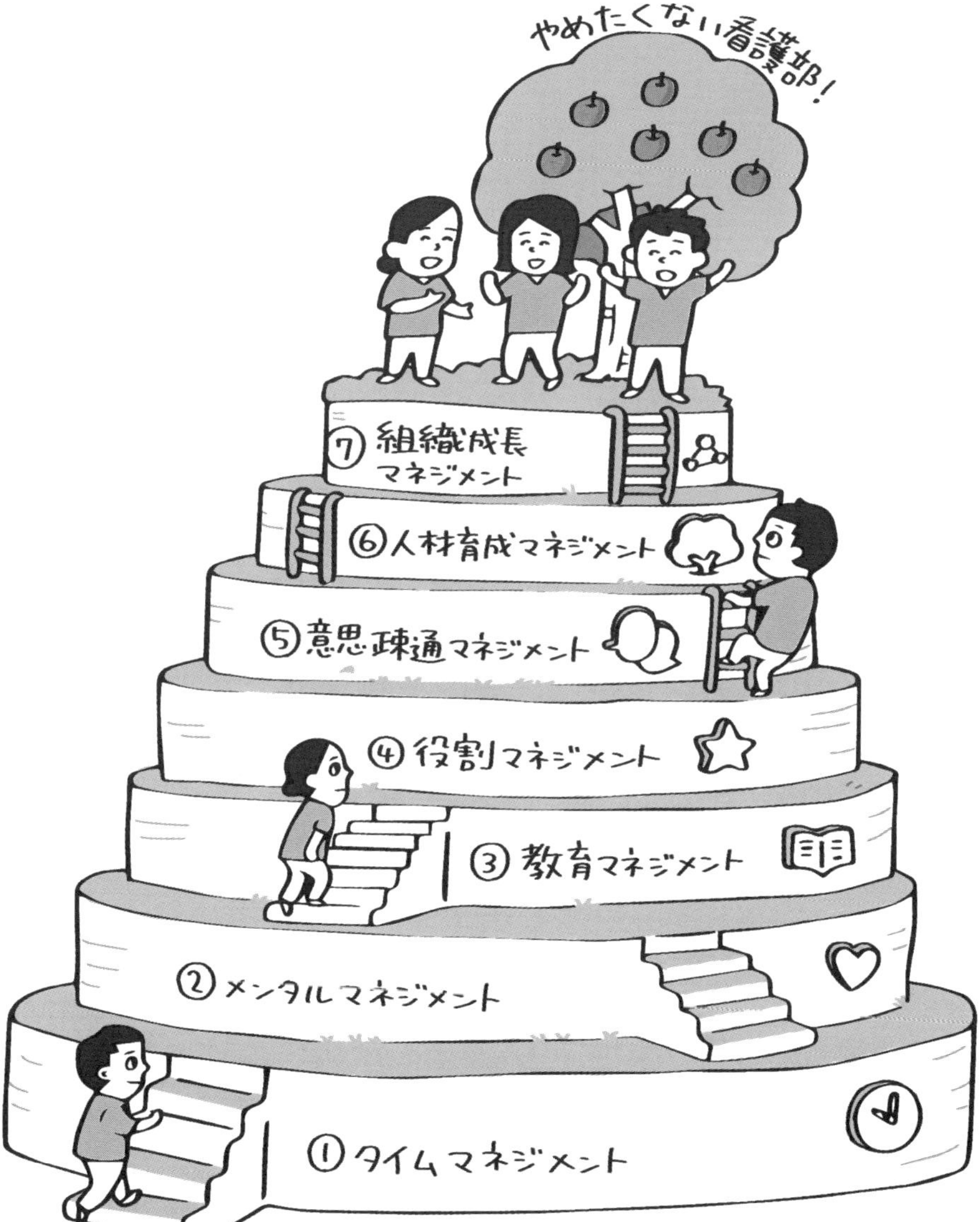
やめたくない看護部！
⑦組織成長マネジメント
⑥人材育成マネジメント
⑤意思疎通マネジメント
④役割マネジメント
③教育マネジメント
②メンタルマネジメント
①タイムマネジメント

もくじ

PART 1 タイムマネジメント

忙しさから抜け出して、管理業務に必要な時間を生み出す

PART 2

メンタルマネジメント

折れない心を育てて「メンタル不調者ゼロ」を実現する

PART 3

教育マネジメント

新人・若手がのびのびと育つ「教育のあり方」を見つける

PART 4

役割マネジメント

チーム力を底上げするために「管理者に期待されていること」

PART 5

意思疎通マネジメント

人と組織を強くする「リーダーのためのコミュニケーション術」

PART 6
人材育成マネジメント
若手の「可能性」を最大限に引き出すコーチングの手法

PART 7

組織成長マネジメント
9割の看護管理者が知らない組織力の高め方

装丁：小口翔平＋神田つぐみ（tobufune）

装画・本文イラスト：ヤギワタル

本文デザイン・DTP：土屋裕子（株式会社ウエイド）

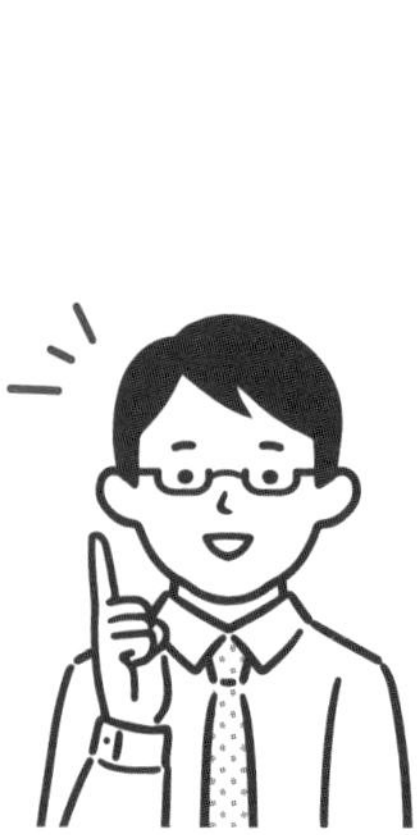

早速、始めましょう！
まずは「タイムマネジメント」です。
部下や後輩から「忙しそうだから声をかけづらい」なんて思われていませんか？
リーダーには「余裕」が必要です！

PART

1

タイムマネジメント

忙しさから抜け出して、
管理業務に必要な時間を生み出す

本章のねらい —— 時間と気持ちに「ゆとり」を持つために

ある看護管理者から「とにかく忙しくて時間内に仕事が終わらないんです。というか、管理業務は基本的に時間外にしかできていません」という話を聞きました。

いかがでしょうか。あなたもこの方のように残業が当たり前になっていませんか？

看護管理者にとって残業は当たり前と思っている方も少なからずいるようですが、その考え方はやめてください。今すぐに。

理由はいたってシンプル。**次の管理者が育たなくなる**からです。

考えてみてください。時間外手当もつかない残業を自ら進んでやりたいと思う人がいるでしょうか。これは管理職になりたくない大きな理由になってしまいます。

管理職は、次の管理職候補が「あんなふうに働いてみたい！」と目を輝かせるような働き方をしなければいけません。

管理職になっても残業は必要最低限にとどめることが次の管理職を育てる前提条件になるのです。

"できる管理者"はヒマに見える!?

　また、管理職に時間のゆとりがないことは、組織にとっても大きなリスクです。管理職は組織や部署全体の責任を取るべき存在です。緊急時やトラブル対応において、いわば**"最後の砦《とりで》"**でもあるわけです。

　そのような存在が時間に追われていては、最適なタイミングで適切な対応ができなくなり、組織や部署全体に悪影響を及ぼしかねません。そのため、ひと昔前の管理職はドンとデスクに腰を据《す》えていたのです。

　今は同じようにできる環境ではありませんが、原則としては同じです。**いざというときに時間を捻出《ねんしゅつ》できるだけの「ゆとり」を持っておくことが看護管理者にとって必須**なのです。

管理者が変われば、"空気"が変わる！

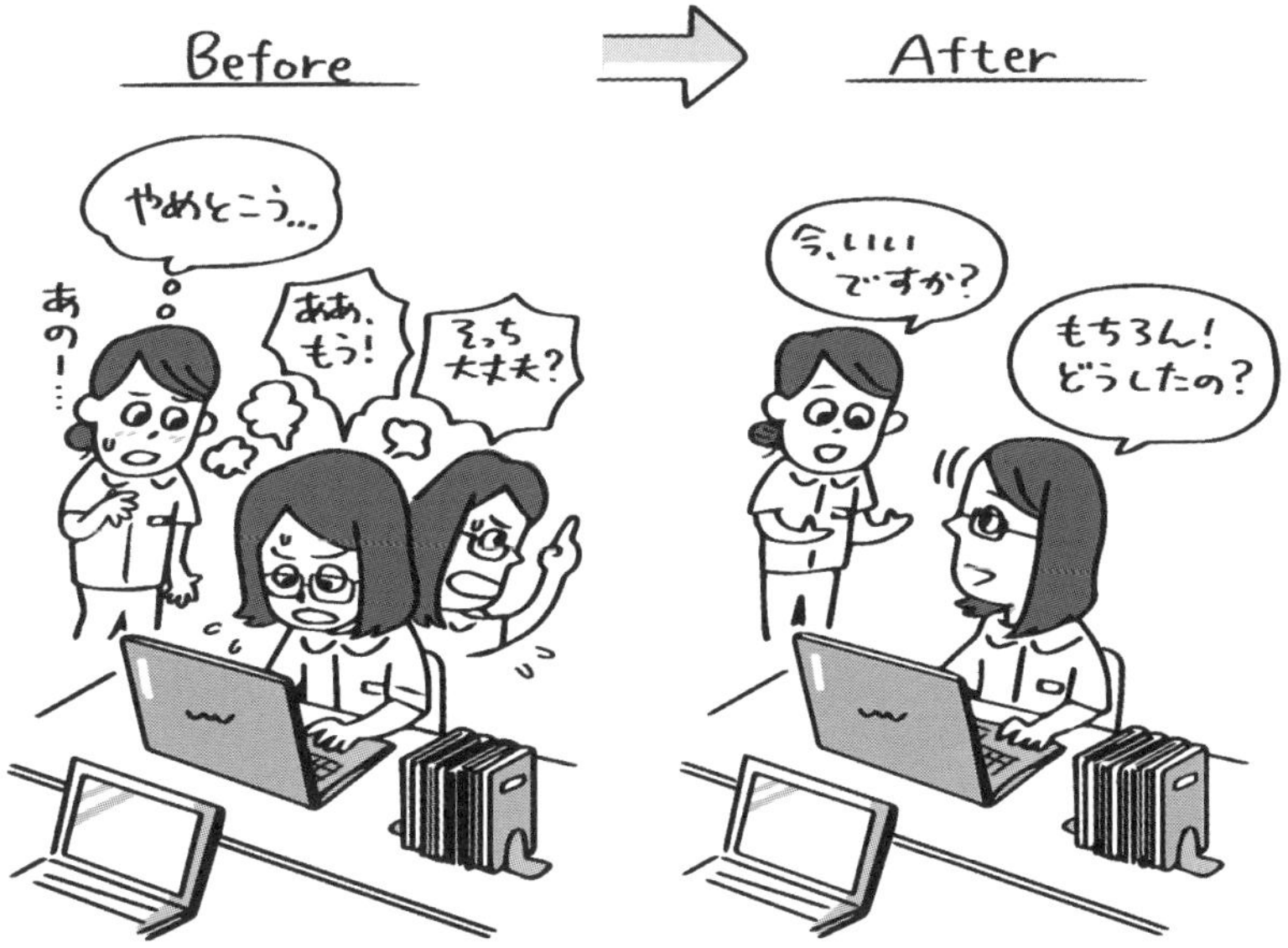
Before
After
やめとこう…
あの!…
ああ、もう!
そっち大丈夫?
今、いいですか?
もちろん!どうしたの?

人材育成においても時間的ゆとりは必要です。「忙しそうだから今は相談しにくいな」とか「確認したいことがあったけど、後にしよう」と、指導や助言の機会を気づかないうちに逃してしまうこともあります。

安心して働ける職場というのは、困ったとき、タイムリーに相談できる上司や先輩がいる環境のことではありませんか？「やめたくない看護部」には欠かせない要件です。

大事なことなので、繰り返します。看護管理者にとってのタイムマネジメントのキモは、ぎゅうぎゅう詰めのスケジュールをこなすことではなく、**起こった出来事に冷静に対応できるだけの「時間的ゆとりを持つこと」**です。

では、**どのようにすれば「時間的ゆとり」を生み出せるようになるのか**、具体的な策を見ていきましょう！

まずは「時間の収支チェック」から始めましょう

まとまったお金が必要になったり、家計の見直しが必要になったりしたら、あなたはまず何から始めますか？

おそらく多くの人が**「収支チェック」**から始めるのではないでしょうか。たとえば、家計簿をつけるなどです。そして、ムダはないか、少しでも削れるところはないかと帳簿とにらめっこしますよね。

次に、見つけたムダを省いたり、出費を削ったりして毎月使う予算を立てます。そして、その予算を守れるように日々の収支をしっかり管理していくはずです。これがきちんとできれば、貯蓄ができ、必要なお金が捻出できるのです。

「時間の使い方」を改善するときも基本は同じです。

まずは**「時間の収支チェック」**から始めましょう。

続いて時間の予算立て、つまり**「計画（スケジュール）立て」**をしっかり行います。

そして、そのスケジュールをしっかり守るよう**「スケジュール管理」**をするのです。

こんな〝使途不明時間〟はありませんか？

では早速、時間のムダを見つけていきましょう。左ページの**「時間収支表」**に、過去3日間の行動を思い出しながら書き込んでいってください。30分単位くらいでできるだけ詳しく書いてくださいね。

いかがでしょうか。「あれ？　この時間には何をしていたんだっけ？」といった**〝使途不明時間〟**はありませんか？

使途不明金が多い人は、お金がなかなか貯まりませんよね。どこにどれだけ使ったかを正確に把握することができてはじめて、お金の使い方に関する改善点が見えてきます。時間の使い方に関しても同じなのです。

時間管理の３ステップ

お金の使い方にならう効果的な時間の使い方

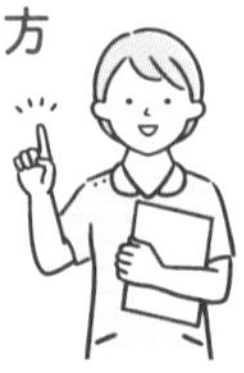

STEP 1　**ムダを見つける**

➡「時間収支表」をつけてムダを発見！

STEP 2　**ムダを省いた計画（予算）を組む**

➡「優先順位」を考えスケジュールを組む！（28ページ）

STEP 3　**計画（予算）通りに使う**

➡「スケジュール管理10カ条」を守る！（36ページ）

時間収支表

時間の使い方を見直してみましょう

	／　（　）	／　（　）	／　（　）
6:00			
6:30			
7:00			
7:30			
8:00			
8:30			
9:00			
9:30			
10:00			
10:30			
11:00			
11:30			
12:00			
12:30			
13:00			
13:30			
14:00			
14:30			
15:00			
15:30			
16:00			
16:30			
17:00			
17:30			
18:00			
18:30			
19:00			
19:30			
20:00			
20:30			
21:00			
21:30			
22:00			
22:30			
23:00			

「時間に追われる人」と「うまく使う人」の決定的な違い

「時間収支表」をつけてみて、時間のムダは見つかりましたか？

これまで多くの看護管理者の方に記入してもらいましたが、実はほとんどの方に「ムダ」は見つかりませんでした。

それもそのはず、これまで相当のキャリアを積んで、過密スケジュールをこなす方々が、ムダな仕事など入れているはずがありません。

しかし、だからといって、このままでいいかと尋ねると、全員が「いいえ」と首を横に振ります。

ではいったいどのようにすれば、「ムダを省く」以外で時間的ゆとりを生み出すことができるのでしょうか。

その答えは**「優先順位づけ」**です。

「優先順位づけが大事なことはわかっています！　これでも日々考えていますから！」という声も聞こえてきそうです。

たしかにそうですね。みなさん優先順位は考えながら仕事をされていることでしょう。

しかし、その優先順位のつけ方、本当に正しいですか？

もし、優先順位のつけ方自体が間違っていたら？

正しい優先順位づけを学んで実践するだけで、時間的なゆとりは必ず生まれます。

では、間違った優先順位づけから見ていきましょう。

こんな残念な「優先順位づけ」をしていませんか

時間に追われる人がやりがちな「間違った優先順位トップ3」を下に記しました。いかがですか？

多くの人が、①と②の複合型ではないでしょうか。残念ながらそれも含めて全部間違いです。

実は、**締め切りの近い順に取り組むからこそ、締め切りに追われる**というジレンマに陥ってしまうのです。まるで自分で自分を追い込んでしまうかのように。

間違った優先順位トップ3＋α

❶ 締め切りの近い順に取り組んでいく

❷ 簡単に終わらせられるものからやっつけていく

❸ 頼まれた順に取り掛かっていく

番外編　依頼主の威圧感によって決める

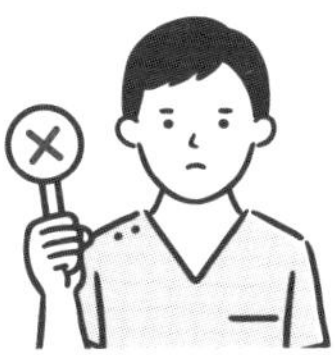

また、**簡単に終わらせられるものからやっていては、時間のかかる仕事が後回し**になります。重要な仕事ほど時間も労力もかかる傾向がありますし、じっくり取り組むべきでもあります。焦って取り掛かってもいいことはありませんし、もし間に合わなければ損失も大きくなってしまいます。

そして、頼まれた順に取り掛かるのは、新人ならまだしも、管理者が行ってはダメですよね。これも仕事の重要度を無視していることになります。

番外編も意外と多いのではないでしょうか。「あの先生は厳しいから」とか「あの患者さんはうるさいから」といった感じで。しかし、これは**まわりに不公平感を与える上に、「あの人は頼む人によって態度が変わる」と悪印象を持たれる恐れ**があります。

このような間違った優先順位のつけ方は、まさに子どもの夏休みの宿題と同じです。締め切り間際まで手をつけずに最終日に泣きながら宿題をやる子。ドリルや書き取りはサッと終わらせるのに読書感想文や自由研究などの大物を残してしまう子。出された順にやり始めたのに途中で挫折して遊び呆ける子。厳しい先生の宿題だけやって他がまったくできていない子……こんな子どもたちをよく見かけますが、まさか同じことはしていませんよね？

さて、これから「正しい優先順位のつけ方」を解説していきましょう。

「緊急度」ではなく「重要度」から考える

ここからは**「時間管理のマトリクス」**の考え方に沿って紹介していきます。

この考え方は、スティーブン・R・コヴィー（※1）『完訳 7つの習慣』（※2）で紹介されているものです。その考え方を看護管理者のみなさんが実践しやすいようにアレンジしてお伝えしていきます。

まずは33ページの図をご覧ください。

先ほど見た「間違った優先順位づけ」（29ページ）に挙げた例は、締め切りや仕事にかかる時間など、基本的に「時間軸」（緊急度）に沿って考えられています。しかし、看護管理者として生産性の高い仕事の進め方、つまり時間にゆとりを持って効率的に仕事をするには、**「重要度」というもうひとつの軸を加えて、重要度の高いものから取り組む**ようにしてください。

最優先で取り組むべきは、図の左上・第1領域の**「重要かつ緊急な仕事」**です。この領域は、有無を言わさず取り組まざるを得ない仕事です。たとえば医療事故や重大なインシデン

※1 Stephen Richards Covey（1932-2012）アメリカの作家、経営コンサルタント
※2 スティーブン・R・コヴィー『完訳 7つの習慣』（キングベアー出版、2013年）

ト、あるいはクレームなどへの対応は、考えるまでもなく「最優先事項」となります。
しかし、毎日起こるとも限らない仕事でもあるため、日常的には考えなくても結構です。

なぜなら、いつ起こるかわからない上に、起こってしまったら避けられない仕事だからです。

「いつも忙しい!」から抜け出す考え方

では、日常的に最優先で取り組むべき仕事はどこでしょうか?

それは図の右上・第2領域の**「重要だが緊急ではない仕事」**です。ここを多くの管理者が間違えます。時間を効率よく使えない人は、左下・第3領域の**「重要ではないが緊急な仕事」**を優先し、振り回されているのです。

たしかに締め切りのプレッシャーはあるでしょう。しかし、ここを優先させるがゆえに、いつまでも忙しさから抜け出せないのです。

では、なぜ「重要だが緊急ではない仕事」を優先させる必要があるのでしょうか。その答えは、**第1領域の「重要かつ緊急な仕事」を減らすため**です。

「時間と仕事の重要度」を考えたとき、仕事の「重要度」は締め切りが近い遠いに関係なく

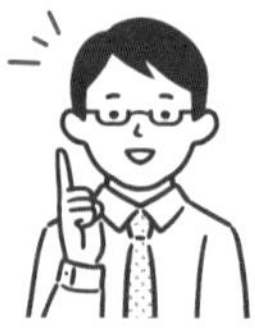

仕事の重要度で迷ったら、その仕事ができなかった場合の損害の大きさや悪影響を及ぼす範囲の広さを想像してみましょう

看護管理者のための「時間管理のマトリクス」

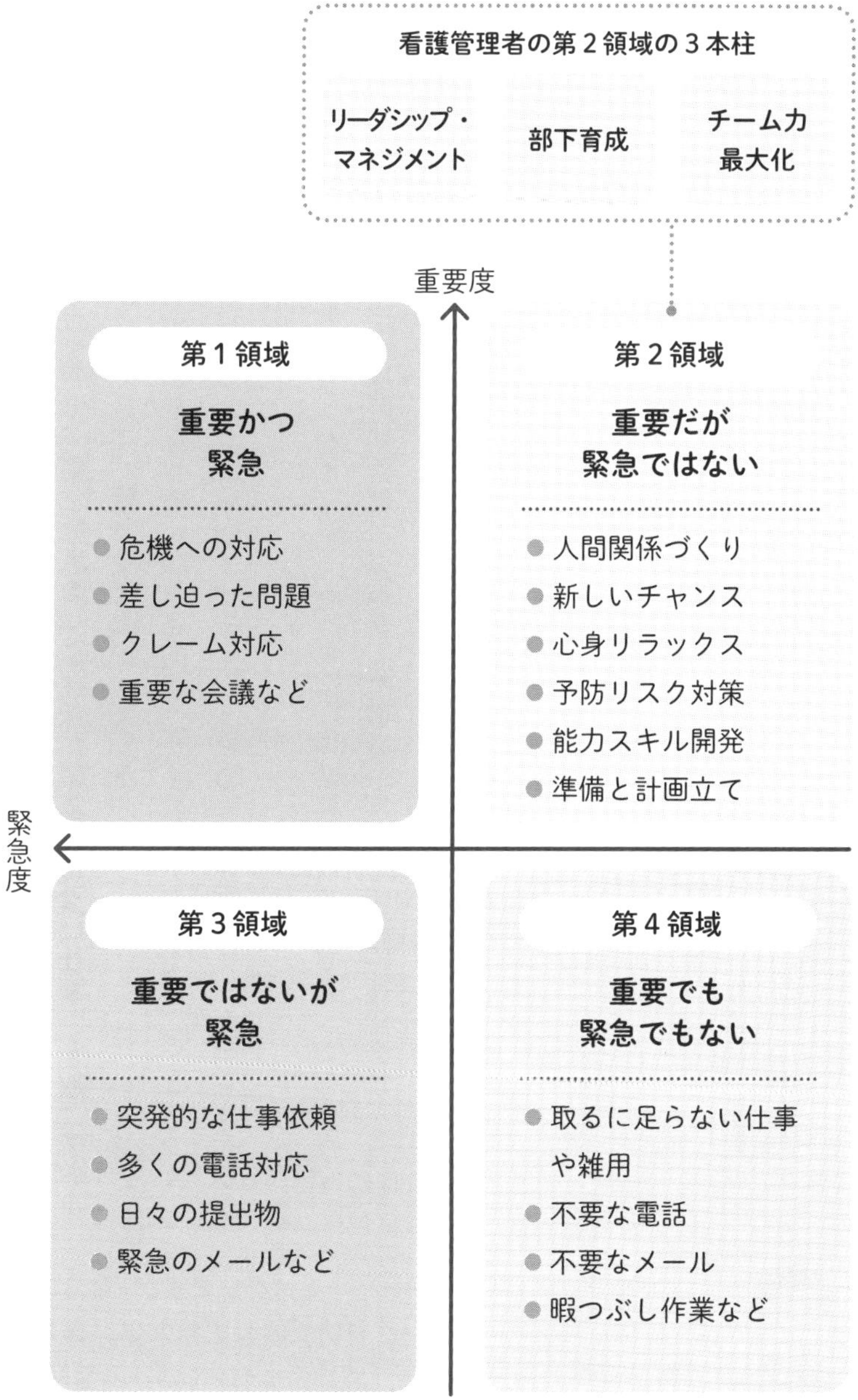
看護管理者の第２領域の３本柱
リーダシップ・マネジメント
部下育成
チーム力最大化
重要度
緊急度
第１領域
重要かつ緊急
危機への対応
差し迫った問題
クレーム対応
重要な会議など
第２領域
重要だが緊急ではない
人間関係づくり
新しいチャンス
心身リラックス
予防リスク対策
能力スキル開発
準備と計画立て
第３領域
重要ではないが緊急
突発的な仕事依頼
多くの電話対応
日々の提出物
緊急のメールなど
第４領域
重要でも緊急でもない
取るに足らない仕事や雑用
不要な電話
不要なメール
暇つぶし作業など

出典：スティーブン・R・コヴィー『完訳　７つの習慣』（キングベアー出版、2013年）より著者が改変

あまり変わりません。つまり、第3領域の仕事が第1領域に侵入することはあまりありません。しかし、時間は変化しますので、**第2領域の「重要だが緊急ではない仕事」を放っておくと、徐々に第1領域に侵入してきて、緊急度が上がってくる**のです。

たとえば、コミュニケーションを怠っていたら連携がうまく取れずクレームにつながってしまうかもしれません。また、リスク対策が十分でなかったために重大なインシデントを起こしてしまうかもしれません。

第1領域の仕事はハイストレス、ハイプレッシャーな上に時間も読めません。このような仕事が立て続けに起きてしまえば時間管理どころか、離職者も増加して組織運営をまともに行えません。

看護の質を高め、組織の生産性向上を図るためにも、**第2領域の仕事を優先させることが管理者にとって重要**なのです。

生産性を高める「すきま時間活用法」

第3領域の「重要ではないが緊急な仕事」でスケジュールがパンパンという人は、重要度が低い仕事にもかかわらず急ぎで行わなければならないなど、負担が大きい割には生産性が高いとはいえない状態です。

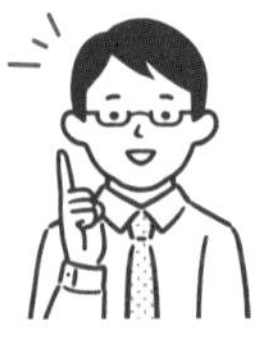

「明日やろうはバカヤロウ」とは言いますが、なんでも前倒しがいいというわけではありません。「未来の自分を助ける」という視点を忘れないでください

「ではどうすればいいの？」と疑問に思っている方もいるでしょう。最後にこれらに取り組む際のコツをお伝えしておきます。

まずは、**そもそも「第3領域の仕事」をなるべく生じさせない**こと。これからご紹介する「スケジュール管理10カ条」（36ページ～）で時間管理を上手に行えば、締め切りギリギリになってしまうという事態をかなり防げるはずです。

次に、**「すきま時間の活用」**ができないかを考えてみましょう。

たとえば、報告書などはメモや下書きを持ち歩き、こまめに記録を残すといった感じです。研修の課題を参加者に書いてもらうことがありますが、このやり方で取り組んでくれた方の課題は短時間で書かれたとは思えないほど質が高いのです。臨場感があり、内容もよく伝わってきます。

すきま時間で収まらないようなもの、細分化できないようなものに関しては、集中できる環境をしっかり確保した上で、覚悟を決めて一気にやり抜きましょう。

その際、もし予定していた第2領域の「重要だが緊急ではない仕事」を後回しにしてしまったら、それらの仕事をいつやるか決めて、リスケジュールしましょう。

第2領域の仕事は、緊急ではないため後回しにできますが、放っておくと忘れてしまうので、その都度きちんとスケジュールに入れ直しておきましょう。

「スケジュール管理10カ条」でリバウンドを防ぐ

タイムマネジメント研修を行うと、計画は完璧だけど行動が伴わない、いわば「計画倒れ」になってしまう残念な方が、必ず一定数いらっしゃいます。

お金の使い方でも同じですが、いくら精緻《せいち》な計画を立てても、それが実行されなければ意味がありません。計画を立てる時間がムダになってしまう分、ショックも大きいでしょう。そして、「もう二度とやるまい」と心に決めてしまうのです。

これは本当にもったいないことです。私はこれを**「時間管理のリバウンド」**と呼んでいます。ダイエットに失敗してリバウンドを経験した方は、その悔しさは十分ご存知でしょう。絶対に避けましょう！　ここでは厳選して「スケジュール管理10カ条」をお教えします。

第1条　ゴールだけでなく、「スタート」も記入せよ！

通常、多くの人はスケジュール帳などに締め切り日を記入します。そして、その締め切りに間に合うように仕事を進めていきますよね。しかし、これが落とし穴にもなり得るのです。

たとえば、翌月1日に締め切りを迎える仕事があったとしましょう。その予定に気づくのはいつでしょう？　忙しいときほどスケジュールを確認するのを忘れがちになりますので、「来月の予定はどうなっていたかな……」などと月末になる人も多いでしょう。そこで焦るのです。「まずい！　忘れていた！」と。

こうなる前に、できれば余裕で間に合うタイミングで思い出したいところです。そのためには、**締め切り日を書くだけでなく、「着手日」を書いておく**のです。その仕事の作業時間に少しゆとりを持たせて。そうすることによって、絶対に締め切りが守れるようになります。

私はこの方法を使い始めてから一度も締め切りを守れなかったことがありません。多少前倒しで提出を依頼されても対応できるくらいの余裕があります。締め

これで締め切りに追われるつらさから解放される！

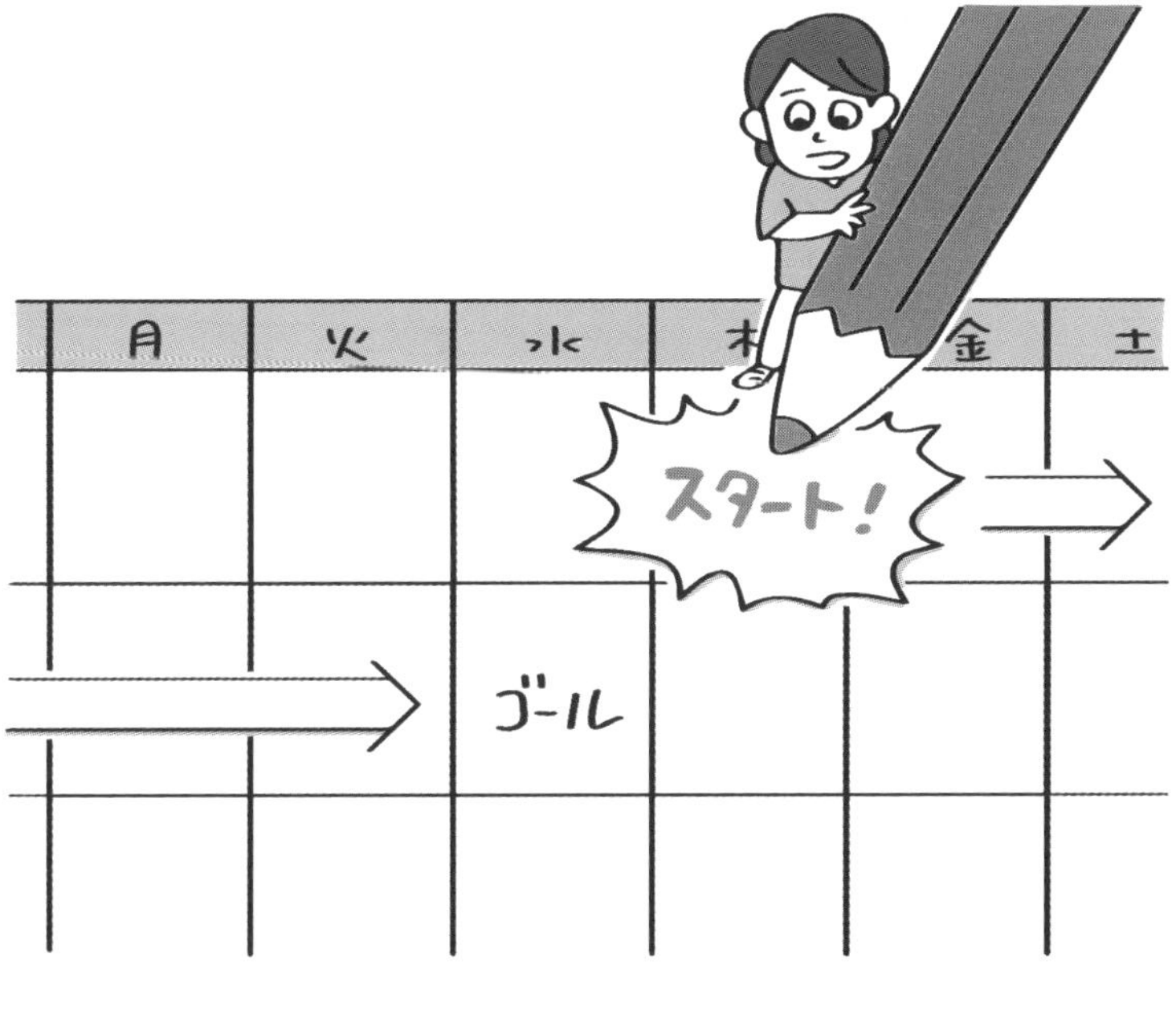

切り日管理から、**「着手日管理」**にシフトしましょう。このひと手間だけで「緊急だが重要ではない仕事」が大幅に減りますし、締め切り直前の嫌なプレッシャーを回避することができます。

第2条 「自分ひとりの作業時間」も記入せよ！

打ち合わせや会議、面談など誰かとの仕事はスケジュール帳に記入しても、自分ひとりで行う仕事は記入しないという人も多いでしょう。

しかし、仕事はひとりでしようが誰かとしようが、当然、同じように時間を使います。必ず、**自分ひとりの仕事も作業時間を意識すること**が大事です。

特に突発的な仕事が入ってきたとき、自分ひとりの仕事の作業時間を知っていなければ、その依頼主と交渉することもままならないでしょう。きちんと**自分ひとりの仕事も時間の枠を取って予定に入れておきましょう**。

第3条 〝下ごしらえ〟はまとめて行え！

ほとんどの仕事は「準備」と「作業」で構成されています。**いくつかの仕事の「準備」だ**

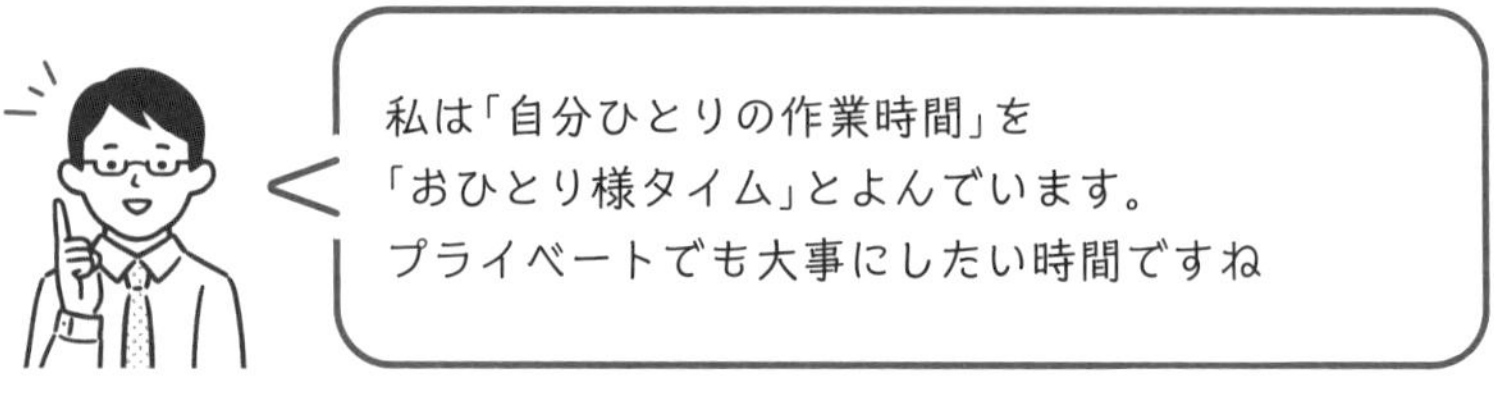
私は「自分ひとりの作業時間」を
「おひとり様タイム」とよんでいます。
プライベートでも大事にしたい時間ですね

けをまとめて行うことで時間短縮につながることも多いものです。

たとえば、よく料理をする人は、材料を切るなどの下ごしらえはまとめて行った後、それぞれ加熱調理や盛りつけを行っていきますね。それと同じように、患者情報の確認や整理をまとめて行う時間を取ったり、入退院が立て込む時期には説明資料の準備などをまとめて行ったりすることで、時間効率を高められます。また、同じ作業を何度か繰り返して行うため、間違いも減らせます。ただし、はじめての仕事や慎重に行うべき仕事は、それ単体でじっくり向き合うほうがいいでしょう。

第4条 〝クッションタイム〟をつくれ！

突発的な仕事が発生することも当然あるでしょう。たとえば、患者の急変だったり、クレーム対応だったり、インシデントへの対処だったり。こういった仕事は発生が予測できない上に、必要な時間も読めません。予定をパンパンに詰め込んだ状態で突発的な仕事が発生してしまうと、もうお手上げ状態になってしまいます。

しかし、これにも対策があります。それが突発的な仕事が来た衝撃を和らげてくれる**「クッションタイム」**です。

クッションタイムになるのは、第2領域の「重要だが緊急ではない仕事」です。「重要か

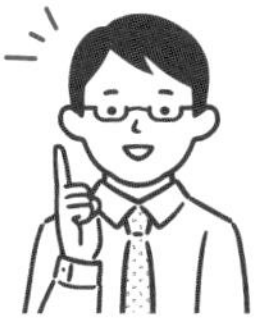

「クッションタイム」と名づけた背景には、「ワンクッション置く時間」という意味も込めています。気持ちの切り替えにも役立ちます

つ緊急な仕事」が発生してしまったとき、「緊急ではない」という特性が役立ちます。突発的な仕事が発生したとき、後回しにできるのです。日々の予定にちりばめておきましょう。

第5条 "想定外リスク"を想定せよ!

いざリスクが発現してしまうと、その対処に莫大な時間を要してしまうことがあります。中でも、想定外のことが起こってしまうと慌ててふためいたり、頭が真っ白になってフリーズしてしまったりして、一気に時間が足りなくなります。そこで重要になってくるのが「リスクマネジメント」の考え方です。

リスクに対して、**未然に防ぐための「予防策」と、万が一発現したときの「解決策」のふたつをセットであらかじめ考えておきましょう**。

予防できれば理想的ですが、発現しても手立てが頭にあ

リスクマネジメントの基本

「予防策」と「解決策」はセットで考える

たとえば……「リスク＝薬剤の取り違え、誤投与」の場合

予防策		解決策
● 事前にリストと照合 ● ダブルチェックの実施 ● コミュニケーションを密にとる	セットで! ＋	● 気づいた時点で主治医や上司へ素早く報告 ● 投与後なら経過観察と報告 ● 状況の記録と再発防止策検討

れば、そうでない場合に比べて被害は最小限にとどめられるでしょうから。

第6条 「他の人に任せられないか」を考えろ！

日本人は「他人に迷惑をかけてはいけない」と考えるからか、人に頼るのが苦手な人が多いようです。しかし、そもそも組織で仕事をするということは、**助け合うことが前提**のはずです。言い方を変えれば、助け合ってこその「組織力」ということです。

そういった意味で仕事を分類すると、**①自分しかできない仕事、②他の人でもできる仕事、③他の人がやるべき仕事**の3つに分けられます。

今、ご自身が抱えている仕事のうちで③があるなら、すぐにでも本来の人にバトンタッチしましょう。②の仕事は可能なら部下・後輩育成の一環として任せてしまうのもいいでしょう。

第7条 「コミュニケーション能力」を高めよ！

仕事を任せたり分担したりする際に、相手が気持ちよく引き受けてくれるといいですよね。そのためにコミュニケーション能力を高めることが重要です。**「断られない頼み方」**をマスターしましょう。

また、コミュニケーション不足によるミスも時間の浪費につながってしまいます。**「しっかりと相手に意図が伝わるような話し方」**と**「相手の意図を汲《く》み取れるような聞き方」**を、それぞれ磨いていきましょう。

第8条 「振り返り」を習慣づけろ！

ある一定期間ごとに改善できる点がないか点検する、**「振り返りの習慣」**を持ちましょう。おすすめは**「1週間ごと」**です。毎週、あらかじめ計画を立てて過ごし、週末に振り返りをしましょう。1カ月以上では長すぎて記憶もあいまいになってしまいます。

第9条 「1日の1％の時間」を大切にせよ！

時間管理はとても神経を使います。特に慣れないうちはストレスに感じることもあるでしょう。そんなときこそ**「少しずつ」**を意識してください。まずは15分を意識してみてはいかがでしょうか。15分は1日24時間の1％です。たった1％とはいえ、15分あれば色々できますよね。日々の計画を立てるにも十分な時間です。

また、上司や同僚と毎日15分コミュニケーションを取れば、お互いを理解しやすくなるでしょうし、医師や他のコメディカルスタッフと談笑できれば部署間のやり取りもしやすくなるでしょう。スケジュールを組むときにも15分単位で考えると、細かい調整ができますので、すきま時間もつくりやすくなります。

たった1％、たかが15分であっても毎日少しずつ変化を繰り返せば、1年経つと大きな変化になります。

第10条 「真のレクリエーション」を習慣づけよ！

いつも時間管理に追われていては誰でも疲れてしまいます。適度な息抜きが必要です。特にオンタイムの時間を有効に使いたいなら、オフタイムの時間にも注目しましょう。

レクリーエションというと、遊びやゲームなどをイメージする方が多いでしょうが、本来的な意味は少し違います。英語で表記すると「recreation」となり、re（再び）とcreation（創造）が合わさった単語だということがわかります。

単なる気分転換ではなく、**自分を再創造する**ことを目指してみてはいかがでしょうか。

新しい分野の学びを始めたり、心身ともにリフレッシュできる趣味を見つけたり、もちろん仕事に直結する資格などを取ることもいいでしょう。

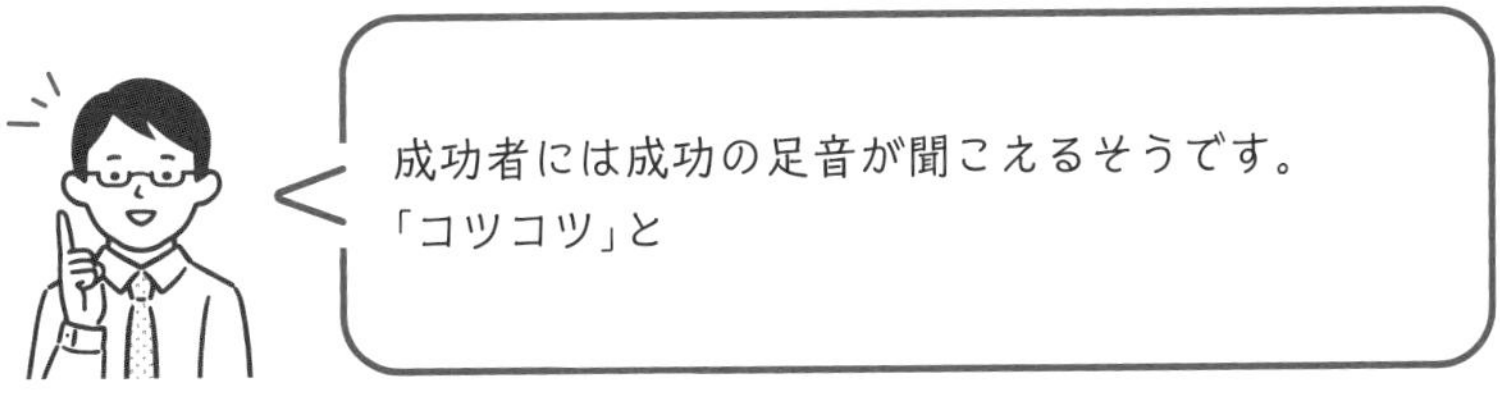
成功者には成功の足音が聞こえるそうです。
「コツコツ」と

今すぐできる「3ステップスケジューリング法」

では、実際にスケジューリングしていきましょう。

ここでは**「1週間単位」**を前提としています。1カ月単位だと予定変更が多くなり、1日単位だと数日かかる仕事の調整が難しくなるからです。**1週間単位で計画を立てて、毎日その日の計画を微調整する**というサイクルがおすすめです。

私自身も2008年以降ずっとこのタイムマネジメント法を実践しています。もちろん個人差はあると思いますが、まずはこのサイクルで実践してみてください。

では、具体的に見ていきましょう。

STEP1 「やるべきこと」を洗い出す

1週間でやるべきことをリストアップしていきます。

管理業務も日々のルーティン業務も関係なくすべてです。特に、33ページで紹介した第2

領域にあたる仕事は、ここ1週間だけでなく、「いつかやろう」と思っているものも書き出してください。

STEP2 「優先順位」を決める

「やるべきこと」に優先順位をつけていきましょう。

33ページで紹介した「正しい優先順位のつけ方」（時間管理のマトリクス）に従ってつけていきましょう。おおよそで大丈夫です。スケジュールを決めていくにあたってはさほど影響はありません。

もしかしたら、第1領域と第3領域ばかりになってしまっているかもしれません。でも、慌てないでください。このような状態から抜け出すためには、第2領域が鍵となってきますので、次のスケジュールの組み方を参考にしてじっくりと取り組んでいきましょう。

STEP3 「スケジュール」を入れる

スケジュールを決めます。

最も大切なのは、先ほど決めた**優先順位通りに手帳やスケジューラーに「入れていく」**ことです。

特に注意していただきたいのは、第2領域と第3領域です。第3領域の仕事は締め切りが近いため、緊急ではない第2領域よりも先に取り組まなければならないこともあるでしょう。それは構わないのですが、第2領域が入らなくなることだけは絶対に避けましょう。これだと元の木阿弥です。

では、どうすればいいかというと、第3領域の仕事よりも**「第2領域の仕事を先に記入する」**というルールを守るだけです。

イラストにあるように水槽に大きな石と砂を入れる場面をイメージしてみてください。

たとえば先に砂を入れてしまうと大きな石は水槽からはみ出してしまう場合でも、大きな石から入れていき、そのすきまに砂が入るように詰めていけば、水槽にうまく収めることもできます。スケジュール立ても、これと同じ原理です。


どうしても外せない予定から入れよう！

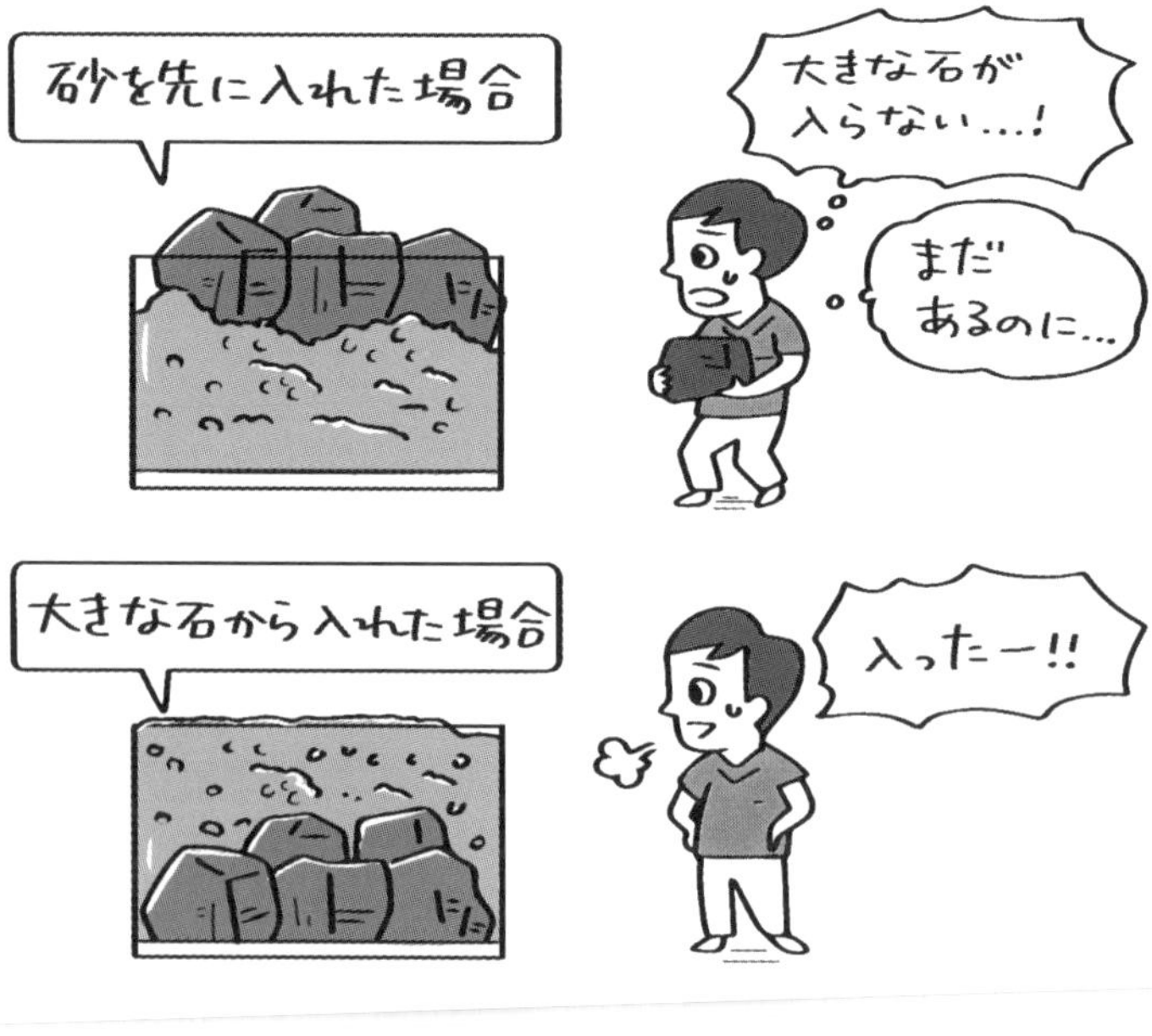
砂を先に入れた場合
大きな石が入らない…！
まだあるのに…
大きな石から入れた場合
入ったー!!

時間のゆとりを生み出す「３ステップスケジューリング法」

STEP 1 「やるべきこと」を洗い出す

1	6
2	7
3	8
4	9
5	10

- 作業単位で細かく分ける

STEP 2 「優先順位」を決める

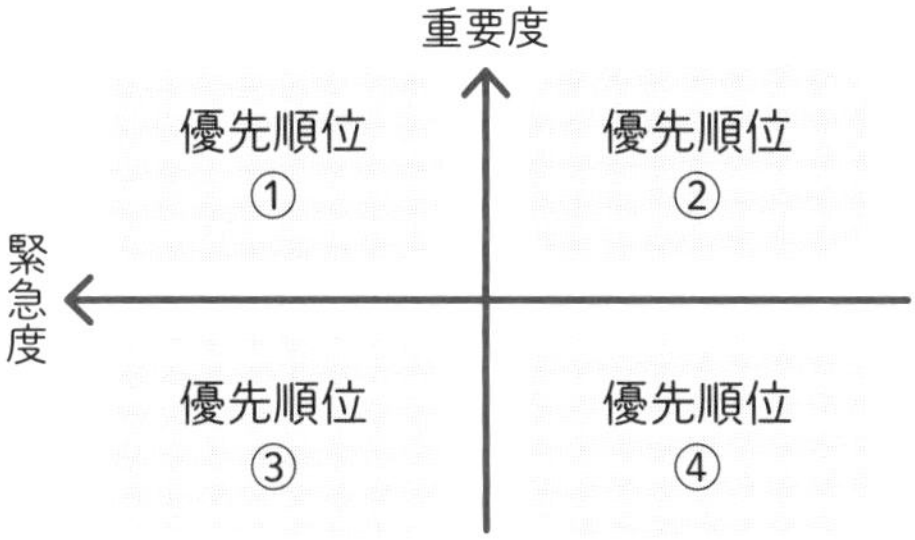
重要度
緊急度
優先順位 ①
優先順位 ②
優先順位 ③
優先順位 ④

- 重要度、緊急度の高いことを優先
- 締め切り順になるとは限らない

STEP 3 「スケジュール」を入れる

	月	火	水	木	金
9：00					
10：00					
11：00					
12：00					
終業後					

- 優先順位の高いものから入れる
- 仕事もプライベートもできれば一緒に管理

つまり、月曜日の朝から順に予定を入れていくのではなく、優先順位通り（第1領域↓第2領域↓第3領域↓第4領域）に、重要な案件（大きな石）から手帳やスケジューラーに入れていくのです。

さらに、**毎週きちんと、その週の予定を立てることと、毎日予定の微調整をすること**でスケジュール管理の精度が上がります。

また、ワークライフバランスを整えたい方は、仕事とプライベートの予定を1冊の手帳（ひとつのスケジューラー）にまとめましょう。同じ手帳で管理することで、時間の配分がやりやすくなります。

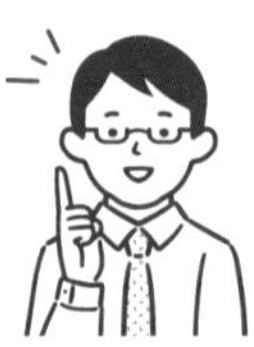
その昔、子どもの誕生会の日に仕事を入れてがっかりさせてしまった経験から、私自身も仕事とプライベートの予定を１冊の手帳で管理するようになりました

部下・チームのタイムマネジメント

個人の時間効率を高めたとしても、メンバー間でうまく噛み合わないとチームとしての時間効率は高まっていきません。

タイムマネジメントができている人に仕事が集まり、不公平感を生んでしまうリスクすらあります。

特に、看護管理者が「できる人」だと、管理者ばかり忙しくなってしまいます。そうすると、前述の通り、次の管理者候補が「私には無理です」と、辞退しかねません。

チームで役割を分担し、公平性を担保しながら業務量を割り振っていきましょう。

実は、**チームのタイムマネジメント向上の最大の鍵は「コミュニケーション」**です。

コミュニケーションが密に行われることで、ミスが減り、業務が円滑に行えます。時間管理もしやすく、作業時間の短縮にもなります。さらに、コミュニケーションが活発になると、お互いに強みや得意なことが認識できて効率よく助け合うこともできます。

チームのコミュニケーション量を増やすことが肝要です。

「時間管理が苦手な部下」のサポート法

チームのタイムマネジメントを向上させるために、部下個人のタイムマネジメントも気になるところです。

「部下の時間の使い方」にはどう関与していけばいいのでしょうか。

部下の自主性を重んじ、頭ごなしにやり方を押しつけるのはよくありません。まずは、時間の使い方に関して、困りごとや悩みがないかに耳を傾けましょう。

その上で、あくまで助言として、優先順位について話すといいでしょう。経験者として、先輩として、管理者として、スマートに仕事を進められる優先順位のつけ方を教えてあげてください。

その際に気をつけていただきたいことがあります。個人個人、仕事にかかる時間は違います。「こんなに時間はかからないはず」とか「もっと速くやるべき」などと**自分の価値観で判断するのではなく、部下の立場に立って時間効率を高められるようなアドバイスをする**ように意識しましょう。

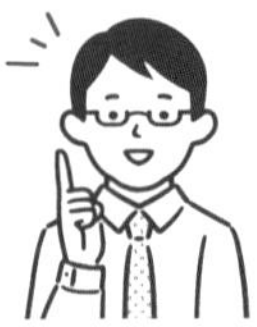

部下に対して度を超えてイライラするなら、「自分自身の時間のゆとり」が減っていないかセルフチェックする機会ととらえてみましょう

まとめ

これにて「タイムマネジメント」の章は終わりです。これ以降の章も同様ですが、「知った」「理解した」だけで終わらせてはもったいないので、ぜひ、実践して仕事に役立てください。

ところであなたは「投資」という言葉にどういうイメージを持っていますか？

「投資」という言葉には「将来の利益のために現在の資産を投下する」という意味があるそうですが、**「将来の利益のために」**ということが最も大切な考え方だと思います。

「時間」は私たちの人生における「貴重な資産」です。どうせなら将来の利益のために使いたいと思いませんか。

本章で紹介した「タイムマネジメント」も「投資」であり、将来のよりよい働き方の実現のために実践していただきたいのです。慣れるまで面倒に感じるかもしれません。しかし、できるところからひとつずつ実践していってください。

また、タイムマネジメントについてもっと深く学びたい方は、拙著『仕事がうまくいく！絶対的な「1日」の習慣』（明日香出版社）を読んでみてくださいね。

受講者の声

- 10年以上できなかったタイムマネジメントが、今回の受講をきっかけに「できる」と自信がついた
- 優先順位を考えて仕事をできていると思っていたが、根本が間違っていて驚いた
- お金の収支と同じ視点で考えると、ずいぶんもったいない時間の使い方をしていたと気づいた
- 第２領域の「重要だが緊急ではない仕事」は「時間ができたら……」と後回しにしていたが、少しずつ分割して実践していきたい
- 日々時間に追われるのは、自分のタイムマネジメントに原因があるとわかった
- 優先順位のつけ方は新人や若手に教えて、教育・指導に使いたいと思った
- 時間と気持ちにゆとりが生まれたら、やりたい看護、スタッフの教育に力を入れていきたい

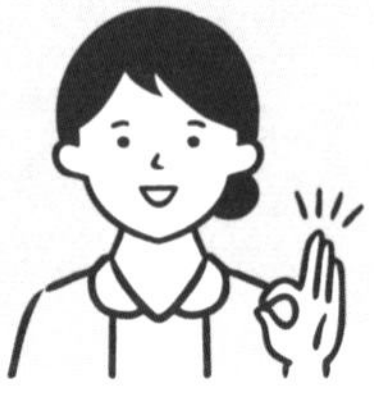

PART

2

メンタルマネジメント

折れない心を育てて「メンタル不調者ゼロ」を実現する

本章のねらい ―― 誰もが安心してイキイキと働くために

私がこれまで研修などを行った病院（看護部）では、こんな声がよく聞かれました。

- 以前よりも新人のメンタル不調者が出るようになった
- 部署異動のたびに数名のメンタル不調者が出てしまう
- 最も活躍してほしい中堅クラスにメンタル不調者が多い
- メンタル不調者の復職がうまく進まない
- メンタル不調者に原因を尋ねたところ「上司や先輩が相談に乗ってくれなかった」と答えたため確認したら、その上司や先輩は「きちんと話を聞いていた」と答えた

……

色々なお悩みがあるようです。

「メンタル不調」は、はた目から見てもわかりにくいため、対策が遅れがちになります。本当は早

く気づければいいのでしょうが……。

メンタル不調は休職や離職をする当事者だけでなく、残ったスタッフにも悪影響を及ぼします。

「私も同じようになるのではないか」という不安、同じ職場でがんばっていた仲間が抜ける寂しさ、業務負担の増加などさまざまなものが考えられます。

そして、最悪の場合、メンタル不調や離職の連鎖が起こり、慢性的な人手不足に陥ってしまいます。

「やめたくない看護部」を目指すなら、管理者ご自身を含めたスタッフ全員がメンタルを健全に保てるようマネジメントしていくことが大切です。

本章を元に管理者同士で話し合い、現場でできる具体的な対策を考えていきましょう。

"心の荷物"を一緒に大そうじ!

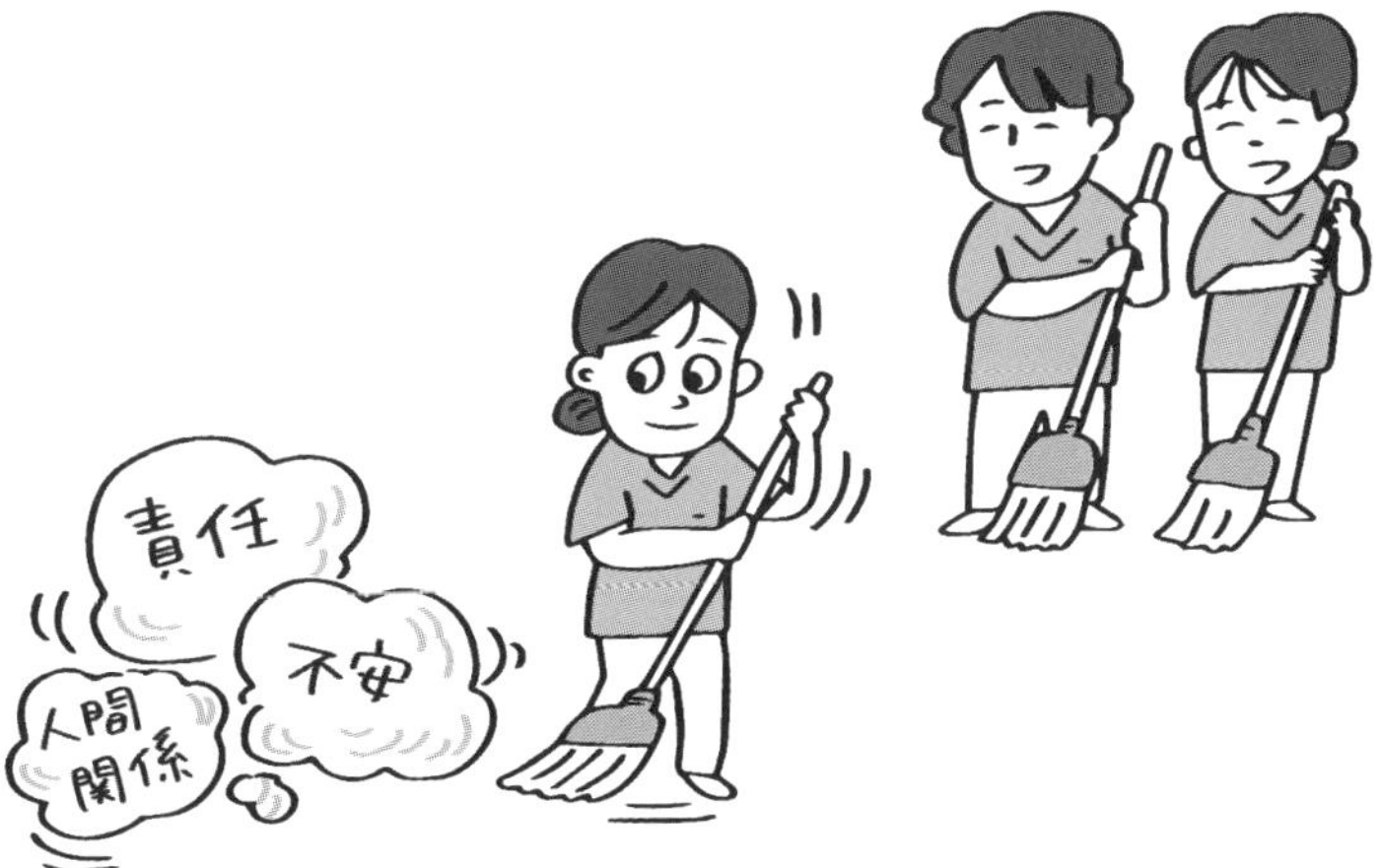

凹んでも回復する「心のしなやかさ」が重要

ひと昔前は、どんな状況でも物怖《ものお》じしない、何が起きてもうろたえないといった、いわば〝鋼《はがね》のメンタル〟が賞賛されていたかと思いますが、今も同じでしょうか？

たしかに、〝鋼のメンタル〟の持ち主に憧れることはあるでしょうが、みんながみんなそうはなれません。それどころか、「繊細さん」などといわれる〝傷つきやすい人〟も増えているようです。無理強いはできませんよね。

では、今、看護の現場で求められるメンタルの強さは何かというと**「レジリエンス」**です。

レジリエンスとは、「元に戻る力」のことであり、いわば**「精神的回復力」**です。

傷ついたり、凹んだりした後、元の精神状態に戻る力が求められているのです。

裏を返せば、傷ついてもいいし、凹んでもいいのです。**そこから「立ち直る力」をつけていきましょう**ということです。

人生の最大の栄光は、決して転ばないことにあるのではなく、転ぶたびに起き上がり続けることである

ネルソン・マンデラ（元南アフリカ大統領）

レジリエンスの鍛え方は、メンタルを鋼のように強くしようとするために、わざわざ過酷な状況を体験するといった荒療治ではありません。**頭と心を連動させて、心に柔軟性をもたせていく**のです。

鋼のメンタルの鍛え方を〝筋トレ〟だとするならば、レジリエンスの鍛え方は〝ストレッチやヨガ〟のようなものとイメージしていただけるといいでしょう。

レジリエンスには、硬さや丈夫さよりも柔軟性やしなやかさが求められるのです。

実は、看護の現場で求められる「メンタルの強さ」はもうひとつあります。どんな仕事でも積極的かつ前向きに取り組める**「モチベーションを高く維持できること」**もメンタルの強さと考えられます。こちらはPART6でご紹介するコーチングのテクニックを参考にしてください。

本章では、管理者自身のレジリエンスを鍛える「セルフケア編」と、部下や後輩のレジリエンスを高める「ラインケア編」（71ページ）に分けて紹介していきます。

看護管理者のレジリエンスの鍛え方［セルフケア編］

では、ここから「あなた自身のレジリエンスの鍛え方」について詳しく紹介していきます。

まずは簡単なワークをしていただきましょう。

静かな環境に身を置き、

『そのときは最悪だと感じたが、今思えば貴重な経験だった』

といえる過去を思い出してみてください。

いかがでしょう。いくつか思い出されたのではないでしょうか。

たとえば、新人時代に医師の指示を勘違いしてインシデントにつながってしまった。患者のアセスメントが不正確で怒られた。スタッフの患者対応についてのクレームで揉《も》めた……こういった大きなミスや失敗は、そのときは大変だったかもしれませんが、その後の教訓になったのではないでしょうか。

このように、私たちは自分が体験したことから多くのことを学びます。

ミスや失敗をすれば、傷ついたり凹んだりもするでしょう。

ここでそのミスや失敗を自分の「汚点」として認識すると、いつまでもそのことを悔《く》いたり恥じたりし続けることになります。また、次のミスや失敗が極度に怖くなり、恐怖心を抱いたまま仕事をしなければいけなくなります。いわば、トラウマを抱えたまま仕事をし続けるような状態です。ストレスも強くなり、どんどん苦しくなります。

しかし、同じ状況でも「もう二度と同じことはしない」と心に誓い、「改善策」や「対策」を考えることもできます。これを「学習」といいますが、こうした「学習」を繰り返すことで、メンタルのしなやかさが増し、傷つきにくさも手に入れられるのです。

傷ついたり落ち込んだりする出来事が起きたときに、**「これから何が学べるだろうか」「転んでもただでは起きないぞ。何か学んでやろう」と考えることこそが、レジリエンスを鍛える一番の方法**なのです。

「意味を考えること」でメンタルを整える

第二次世界大戦中、ナチスドイツによって強制収容

「失敗」ととらえるか、「学び」ととらえるか

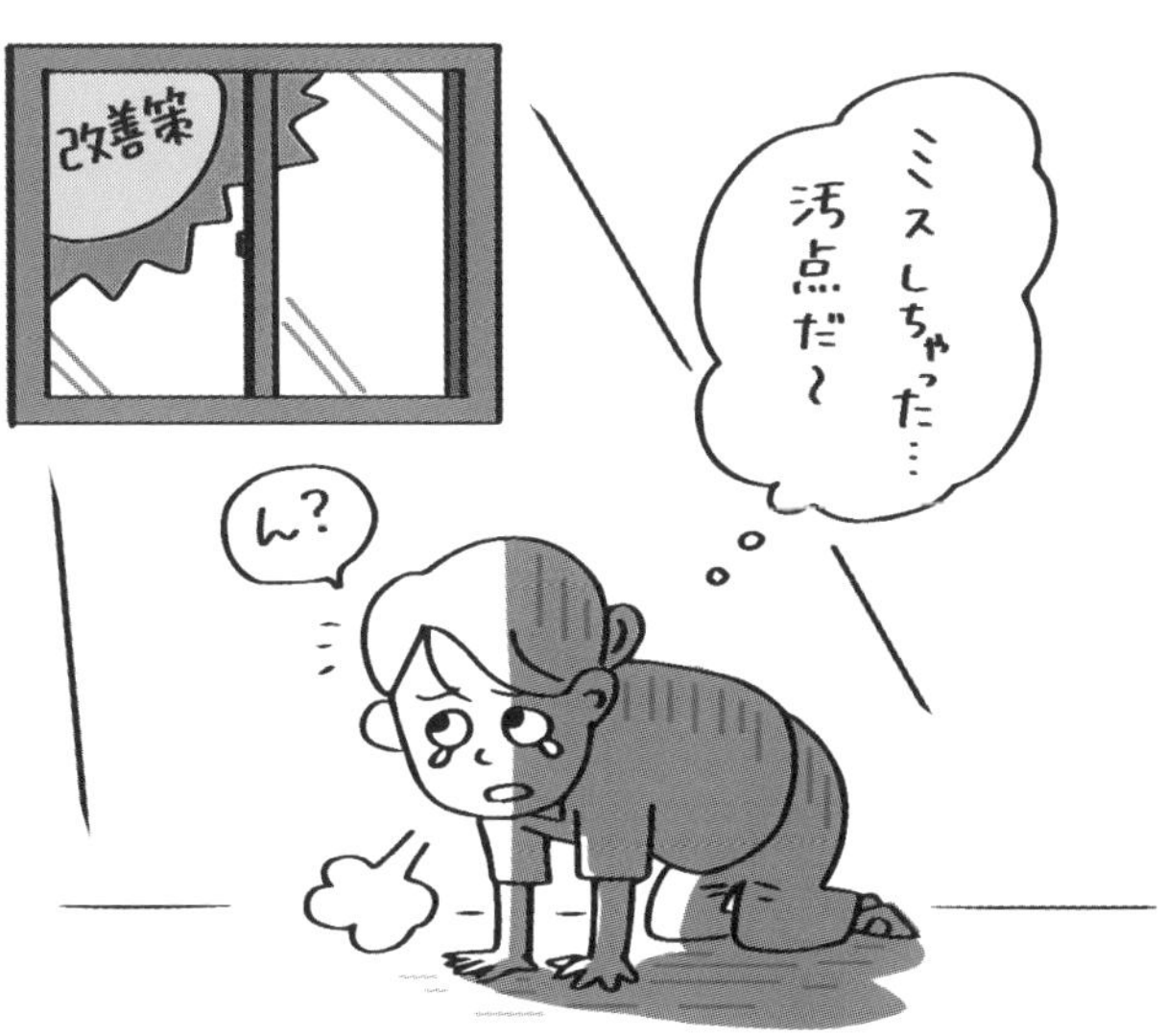

所に収監された精神科医、ヴィクトール・フランクル（※1）は**「人間には意味を求める根源的な心の働きがある」**というような言葉を残しています。私たちは無意識のうちに、すべての出来事に意味を見出そうとするのです。

言い換えると、**その出来事のよし悪しは、私たち自身がその出来事につけた意味によって変わる**ということです。

たとえば、何か困難な出来事に遭遇したとき、「不幸」とか「失敗」などと意味づけるのではなく、後の自分のためになるよう「学び」として受け取ることで**「不幸な私」から「試練を乗り越えた私」にセルフイメージを書き換える**ことができます。

遭遇した出来事自体は変えられませんが、その出来事にどのような意味をつけるかは私たち自身に委《ゆだ》ねられています。自分にプラスになるような解釈をし、今後の自分の糧《かて》にしていきましょう。

運命がレモンをくれたら、それでレモネードをつくる努力をしよう（※2）

デール・カーネギー（※3）

※1　Viktor Emil Frankl（1905-1997）　オーストリア出身の精神科医・心理学者。「ロゴセラピー」の創始者
※2　D・カーネギー『道は開ける　新装版』（創元社、1999年）
※3　Dale Carnegie（1888-1955）　アメリカの著述家、教育者、実業家。著書『人を動かす』は世界的ベストセラー

「自分の力で変えられること」に集中する

さて、ここからは**「ストレス」**についても考えていきましょう。

あなたはどんなときにストレスを感じやすいでしょうか。

具体的な場面を想定すれば数限りなく出てくるでしょうが、大元を辿っていくと**「どうしようもできないことを、どうにかしなければいけない」と思ったとき**に強いストレスを感じる人が多いのです。たとえば、口うるさい上司を黙らせたいとか、過去の失敗を消し去りたいと思ったときなどです。

このような「自分では何ともできないこと」に執着していると、常に強いストレスにさらされている状態になってしまいます。自分で自分の首を絞《し》めているようなものです。

では、このような執着にとらわれたときはどうすればいいのでしょうか。この状態から脱するためのヒントもお伝えしておきましょう。

ニーバーの祈り
神よ、自分に変えることのできないものを受け入れるだけの冷静さと、変えるべきものを変える勇気を、そして、そのふたつを見分けることのできる賢さを私に与えたまえ

これはアメリカの神学者のラインホルド・ニーバー（※4）の言葉だとされています。私自身、この言葉を胸に刻み、**「自分で変えられること」だけに集中する**ように努めています。その結果、強いストレスで何ともし難い状態にはならなくなりました。

ちなみにこの詩では、「変えることのできないもの」は「受け入れる」とありますが、「あきらめる」でもいいと私は思っています。

元々「あきらめる」は「明《あき》らむ」と表記されていましたが、読んで字のごとく「明らかにする」という意味です。

「自分の力ではどうしようもないことは明らかだ」と理解することで、心にゆとりが持てるようになるのです。

※4　Reinhold Niebuhr（1892-1971）　20世紀アメリカを代表する神学者

「ストレスに強い人」と「弱い人」の決定的な違い

私たちは生きている限り「ストレスをゼロ」にすることはできません。仮にできたとしても、ストレスゼロの状態は人をダメにするといわれています。逆にストレスがあるからこそ、その原因を除去しようと工夫や改善を行い、よりよい状態を目指す意欲となるのです。ストレスをゼロにしようとすることは、先述の**「何ともできないことを何とかしようとしている状態」**に該当します。ストレスをなくそうとして、逆にストレスを感じる状況を自分で生み出しているということなのです。ズバリ言いますと、それは「ムダな努力」です。

では、ストレスはどう対処すべきなのでしょうか。スタンフォード大学の心理学者ケリー・マクゴニガル博士(※5)はある研究結果に注目しました。その研究は1998年にアメリカで行われた3万人規模の調査でした。その概要は次のようなものでした。

「この1年間でどれくらいのストレスを感じましたか?」
「ストレスは健康に悪いと思いますか?」
(このふたつの質問をして) 8年後の追跡調査では、3万人の参加者のうち誰が亡くなったかを、住民情報等によって調査しました。(中略) 強度のストレスがある場合には、死亡リスクが43%も高まっていたことがわかりました。

※5 Kelly McGonigal(1977-) 心理学者、スタンフォード大学講師

ただし、死亡リスクが高まったのは、強度のストレスを受けていた参加者のなかでも、「ストレスは健康に悪い」と考えていた人たちだけだったのです。
（中略）強度のストレスを受けていた参加者のなかでも、「ストレスは健康に悪い」と思っていなかった人たちには、死亡リスクの上昇は見られませんでした（※6）

いかがでしょう。私はこの内容を知り、まさに「病は気から」だなと感じました。私たちにできることは、**ストレスを「悪いもの」と決めつけ過ぎず、適度なストレスは必要と考えるのが大切ではないでしょうか。**

伝統的な日本建築は鉄骨より弱い木材を使っていますが、屋根瓦《がわら》という〝重し〟を乗せることで耐震強度を上げています。当然ながら、柱や梁《はり》に歪みなどの異常がないことが前提ですので、私たちも身体を健康に保つことも忘れずに取り組んでいきたいものです。

ストレスに対する考えを変えたら、ストレスに対する体の反応を変えることができる
ケリー・マクゴニガル
（※7）

※6　ケリー・マクゴニガル『スタンフォードのストレスを力に変える教科書』（大和書房、2015年）

※7　ケリー・マクゴニガル『ストレスと友達になる方法』（TEDGlobal、2013年）

「自己肯定感が低い人」の心がラクになる3つの方法

これまで研修やセミナーなどで300名以上の看護管理者の方にお会いしてきました。みなさん部下を率いて職場でバリバリ働いていらっしゃいましたが、意外なことに「自己肯定感」が高い人ばかりというわけではありませんでした。

逆に、「今のやり方で合っているだろうか」「このままで大丈夫だろうか」「私に管理者が務まっているのだろうか」と、自分を否定的にとらえていたり、自分に対して不安や不信感を抱いたりしている人のほうが多いように感じています。

管理者になれば責任も重くなりますし、役職が上がることで同僚との関係も変わります。自信を失い、自己肯定感が下がってしまってもおかしくありません。

ジャッジしない。「自分」をあるがまま受け入れる

「自己肯定感」とは、「自分の存在を肯定的にとらえられる感覚」であり、どんな状態で

あっても**「自分（の存在）には価値がある」と思えている状態**を「自己肯定感が高い」と表現します。

自分の存在を肯定的にとらえるために「悪い状態の自分も受け入れる」必要があるのですが、そのために必要となってくるのが**「自己受容」**です。

似たような名称でややこしいと思うかもしれませんが、自己受容とは、読んで字のごとく**「自分のことを受け容《い》れる」**ことです。

たとえば、テストで50点しか取れなかったとき、「問題が悪かった」「本来の実力が発揮できなかった」と言い訳をするのではなく、「今回は50点だったが、次はがんばろう」と、きちんと結果を受け止めて次への一歩を踏み出せることが大切なのです。

よいときの自分も悪いときの自分もきちんと受け止められるよう「自己受容」を深めていくことで、どんな状態の自分も肯定的にとらえられ、「自己肯定感」が高まっていくのです。

そして、自己肯定感が高まれば、精神的に安定し、不安などからも解放されていきます。

その結果、何か新しいことを始める際にも「よし、やってみよう！」と不安より興味が勝るようになり、嫌なことをやらざるを得ない状況になったときも「仕方ない。覚悟を決めてやろう！」と前向きに行動できるようになります。

自己肯定感を高める方法は色々ありますが、ここでは自分で簡単にできることに限定して

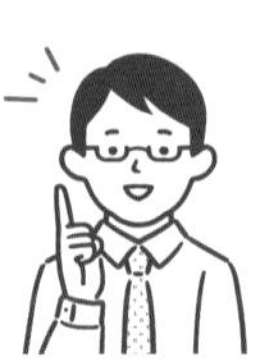

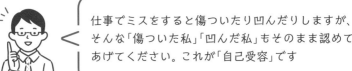

仕事でミスをすると傷ついたり凹んだりしますが、そんな「傷ついた私」「凹んだ私」もそのまま認めてあげてください。これが「自己受容」です

3つ紹介します。どれもすぐに始めることができるものですので、ぜひ試してみてください。そして、これら3つは、部下や後輩の指導にも役立てていただけるはずです。

自己肯定感を高める方法① 「やるべきこと」をやる

ここで言う「やるべきこと」とは、仕事上のものではなく、**あなた自身のためにやるべきこと**です。たとえば、心身を健康に保つための習慣を身につけること、家族のための時間を取ること、自分の成長のために取り組むべきことなどです。生活習慣を見直したり、理想的な生活リズムを手に入れたりすることも含まれます。

何に取り組むかよりも「自分のやるべきことに、きちんと取り組めた」「自分で決めたことをきちんと実行できた」という実感が大切です。

自分のための時間をしっかり取ることができているという実感こそ、自分の存在を肯定的にとらえるために必要なことなのです。

とはいえ、どうせやるなら自分の成長につながることに取り組んだほうがトクですよね。そうすることで、たとえミスや失敗をしたとしても、自分の成長が期待できれば、「次はうまくやれる」と自己否定せずに前向きにとらえることもできるようになります。

心理的に自立せよ！

心理学者のアルフレッド・アドラー（※8）は心理的に自立することを強くすすめています。心理的な自立とは、**「自分の価値を自分で決めること」**であり、自分の存在価値を決める上で他者の承認を求めないことです。

ほめられたり、高く評価されたりするから自分に価値があるのではなく、**「自分がまわりの人に必要とされるであろうことを自分の判断で行えるからこそ価値があるのだ」**と思えるようにしましょうということです。

自分がやるべきことをきちんとこなすことで、自分の価値を実感できるようにしていきましょう。

自己肯定感を高める方法②

「うれしかったこと」を思い出す

下の図を見てください。右の輪の上部が切れている部分につい目がいってしまいませんか？　このように、私たちは欠けている部分が目立って見えるような習性を元々持っているのです。

自分のことに関しても同じです。**私たちは自分の欠点や失敗などに注目し**

ゲシュタルトの輪

ふたつの輪で気になる部分はありますか？

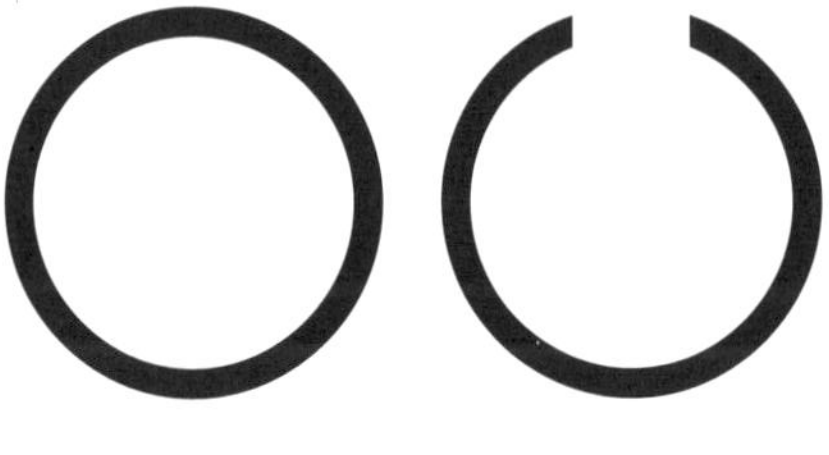

※8　Alfred Adler（1870-1937）　オーストリア出身の心理学者・精神科医。個人心理学（通称アドラー心理学）を創設

てしまいがちです。仕事ではつい反省点にばかりに意識が向いてしまいます。

しかし、欠点ばかり気にしていると、落ち込んだり不安を感じたりして精神的に不安定になってしまいます。そこで**意識して「うれしかったこと」に焦点を当てる**のです。

特に自信をなくしているときは視野が狭くなりがちです。悪いことばかりではなく、いいこともあると意識する習慣が大切なのです。そうすることで自己肯定感は高まります。

“ついていない日”を“いい1日”に書き換える方法

「うれしかったことを思い出す」のに最適なタイミングも紹介しておきましょう。

それは、**夜寝る直前**です。

私たちは、ある一定期間の印象を**「ピーク」**（感情が最も高まったとき）と**「エンド」**（その出来事や期間の最後）のたった2点だけで決めているとされています（※9）。

1日の「ピーク」はその日の出来事によってよくも悪くもなりコントロールできませんが、「エンド」（1日の終わり）は自分の意思で決めることができます。夜寝る前にうれしかったこと（感謝できることや楽しかったことでも構いません）を思い出し、心が穏やかな状態で眠りにつくことができれば、その日1日の印象はよくなり、さらに睡眠の質も高くなって一石二鳥です。

※9 「ピーク・エンドの法則」 行動経済学の先駆者ダニエル・カーネマンが提唱

逆に、ミスや失敗を後悔しながら布団に入るとどうでしょうか。その日1日の印象が最悪になる上に、なかなか寝つけず、翌朝も目覚めが悪くなるでしょう。その結果、自己管理もできない情けない自分を責めるようなことになりかねません。

この話を私の研修で知って、「今日、うれしかったことは？」と書いた紙を枕元に置くようになった方がいました。それほど効果を実感してくれているようです。

自己肯定感を高める方法③

まわりの人を大切にする

まわりの人を大切にすれば、まわりの人はあなたのことを大切に扱ってくれます。心理学の言葉に**「返報性の原理」**（※10）というものがあります。私たち人間は、いいことをされても、悪いことをされても、それをそのまま相手に返そうとする性質を持っているのです。

まわりの人から大切にされると、「大切にされる自分には価値がある」と思えますよね。そうすると自己肯定感は高まります。ぜひ、あなたもまわりの人の役に立つようなことを率先して行っていきましょう。

また「誰かの役に立てた」という実感は**「貢献感」**といい、これもまた自己肯定感を高めてくれます。

「自分は役立っている」と実感するのに、相手から感謝されることや、ほめられることは不要である。貢献感は「自己満足」でいいのだ（※11）

アルフレッド・アドラー

※10　「返報性の原理」　アメリカの社会学者アルヴィン・グールドナーが提唱

※11　小倉広『アルフレッド・アドラー　人生に革命が起きる100の言葉』（ダイヤモンド社、2014年）

部下のレジリエンスを鍛える大切なポイント【ラインケア編】

仙台大学の氏家靖浩《うじいえやすひろ》教授から教わった部下のレジリエンスの育み方をご紹介します。氏家先生は、レジリエンスを〝育む〟というより、**レジリエンスを〝阻害しない〟関わり方が重要**だとおっしゃいます。

たとえば、部下がミスをした際に「なぜ、◯◯しなかったの？」「あれだけ言ったのに」などと過去を蒸し返すような言い方をすると、信頼関係が失われ、部下のレジリエンスは低下してしまいます。

そうではなく、「この経験から何を学べた？」「この経験はこの先、△△に役立つと思うよ」などと〝収穫〟に気づくよう促しましょう。**経験を受容し、成長のきっかけや視野を広げるチャンスに変えてあげることが大事**なのです。さらに、部下にはあなたという「頼れる人がいる」という安心感が醸成され、レジリエンスももっと高まるのです。

日々の声かけや関わり方が、部下のレジリエンスを鍛える手助けになっているということですね。意識していきましょう。

「傷つきやすい部下」への具体的な声かけ例

特に、Z世代においては、「ストレス耐性が低い」「対立を極端に嫌がる」「失敗を極度に恐れる」といった特徴があるとよくいわれています。プリセプター研修などで「プリセプティのためと思ってアドバイスをしたのに泣かれてしまった」「ちょっとしたことで傷つき、どう接していいかわからない」「やってもいないのに『できません』と拒否されて驚いた」といった声も聞かれます。新しい仲間として大切に育てたいと思っても、そのメンタルの弱さに戸惑うことが多いようです。

Z世代に限らず、部下や後輩に「ここでがんばろう！」と思ってもらえるような具体的な声かけ例を下に紹介しておきます。

出勤するのは当たり前、看護師になったのなら大変なことがあるのは当たり前、同じ病棟に配属されたのだから一緒に仕事して当たり前、そう思うかもしれません。しかし、世代によって「当たり前」は変わってきます。特にコロナ禍の中で学生生活を送った世代は、人との距離感も変わり、実習がなかったり早く切り上げられたり、これまでと比較するとあり得ない環境で学んできたのです。教育・指導する側も、**当たり前のハード**

具体的な声かけ例

❶「今日も出勤してくれてありがとう」
（存在を承認するひと言）

❷「大変だと思うけど応援しているよ」
（勇気づけとなるひと言）

❸「一緒に仕事ができてうれしいよ」
（所属感を満たすひと言）

ルを思いっきり下げて、「ありがたいこと」ととらえ直し、感謝の気持ちを持って声かけをしてみてください。

こんな「問いかけ」が〝めげない部下〟をつくる

「あなたの夢は何ですか？」と部下に問いかけてみてください。レジリエンスの強化と夢に何の関係があるのかと疑問に思うかもしれませんが、実は大いに関係があります。

仕事がつらい、体力的に厳しい、精神的にキツいと感じたとき、「病院の方針だから仕方がない」と思うか、「これは自分の将来のためでもある」と思うかで、大きな差が生まれると思いませんか？

他者のためにがんばれる人はたしかにすばらしいですが、実際のところ、ここぞという場面で踏ん張れるのは、他の誰でもなく「自分のため」と思えたときです。そのためには、**将来に目を向けさせ、なりたい姿をぼんやりとでも描く手助けをする**ことが大切です。

業務のちょっとした合間や、休憩時間などに一緒になったら、軽い感じで「あなたの夢は？」「将来、どんな人になりたいの？」と聞いてみてください。その夢や将来像が、がんばる理由になったとき、部下のレジリエンスは強化されます。

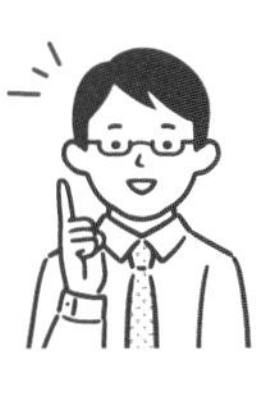

「ありがとう」は「有り難し」が語源といわれています。何事も「当然のこと」と思わず、口に出して感謝していきましょう

「ABC理論」で部下の〝乗り越える力〟を育てる

部下や後輩のレジリエンスを育てるために役立つカウンセリング知識をご紹介します。

アメリカの臨床心理学者のアルバート・エリス（※12）が1955年に提唱した「論理療法」の中心概念**「ABC理論」**です。

〝メガネ〟を変えれば世界が変わる！

私たちは、**「出来事や状況」**（A：Activating event）を、**「自分の考え方や信念」**（B：Belief）を通じて、**「結果」**（C：Consequence）として認識しているのです。

次ページのイラストのように、私たちは「出来事」（A）を「メガネ＝自分の考え方」（B）をかけて見ているのです。同じ景色を見ても、かけているメガネによって見える印象が変わるのです。

たとえば、あることでクレームをつけてきた患者がいたとしましょう。

※12　Albert Ellis（1913 -2007）「論理療法」の提唱者

その患者に対して、「なんでこんな細かいことで！」と考えれば、イライラするでしょうし、その対応は相手に対して少し攻撃的なものになるかもしれません。

しかし、「細かいところまで見てくれている。高い期待をしてくれているのだな」と考えれば、感謝の気持ちが湧いてくるかもしれません。

このように、同じ状況や出来事でも考え方やが変われば、その印象は変わり、気持ちや行動も変えることができるのです。

しかし多くの人は、よくない出来事が起こったとき、**出来事や状況の方を変えたい**と考えてしまいます。

たとえば「そんな細かいクレームなんて言わなくていいのに」とか「あの患者の担当じゃな

考え方を変えると受け止め方が変わるABC理論

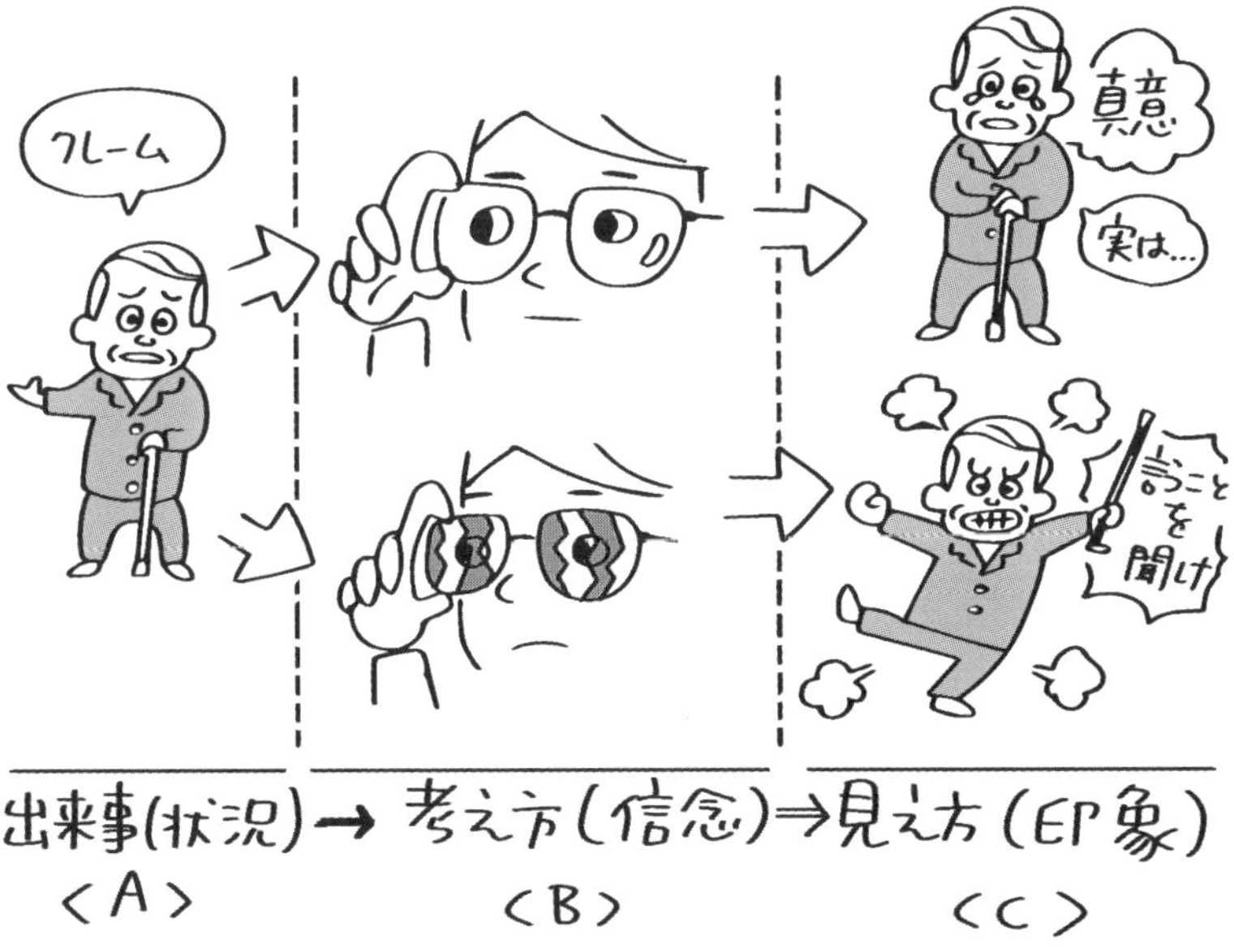

ければよかった」といった具合です。

当然、起こってしまった出来事や状況（景色）は変えられません。**変えるべきは自分の考え方（メガネ）**の方です。

まずは、自分がどんなメガネをかけて世界を見ているかを自覚することが大切なのですが、意外と自分では気づけないものです。

部下や後輩が自分の考え方に固執し、視野が狭くなっている場合には、じっくり話を聞きながら、その考え方を次に紹介する方法で解きほぐしてあげましょう。

簡単に物事の「とらえ方」を変えるふたつの方法

では、〝メガネ〟のかけかえ方についてご紹介します。

①他人のメガネを借りる

考え方を変えるというのは、ひと筋縄ではいかないものです。そこで、おすすめしたいのが**「尊敬できる人や憧れている人の考え方を借りる」**という方法です。

行き詰まっている部下には「あなたが尊敬しているのは誰？　その人が今のあなたと同じ状況に立たされたとしたら、どんなふうに感じると思う？」というふうに声をかけてみてください。

これだけでも固執していた自分の考え方から抜け出すきっかけになり得ます。

②論理的に判断できるよう指導する

私たちは何かの出来事や状況に遭遇したとき、これまでの経験から得た感覚を元に事実を評価したり判断したりします。

たとえば、初対面の人であっても「なんとなくいい人そうだ」とか「ちょっと怖いな」というように、話す前からその人の人柄を想像したりしますよね。これが**「感覚的判断」**です。同じように「この流れは悪いぞ。きっとこの後、よくないことが起こる」と、これまでの経験になぞらえて判断してしまいます。

その「感覚的判断」を、「論理的判断」に切り替えることによって、出来事や状況の印象が変わります。論理的に考えるとは、事実に基づいて客観的に分析していくということです。

気持ちや感情に流されやすい部下には、「事実」と「感覚的判断」を区別し、冷静に事実にのみ注目して「論理的判断」ができるよう促しましょう。

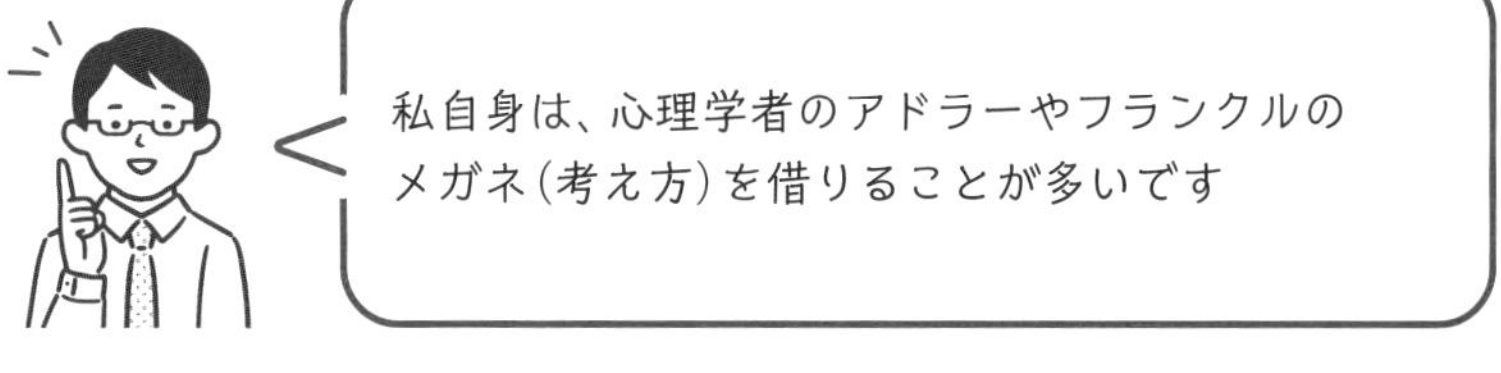
私自身は、心理学者のアドラーやフランクルのメガネ（考え方）を借りることが多いです

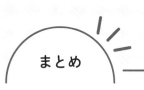

まとめ

メンタルというと、どこかとらえどころのないイメージがあるかもしれませんが、心理学や脳科学の発達により、論理的に鍛えていくことが可能となりました。とはいえ、目に見えるものではありませんので、その成果は実感しにくいでしょう。

ハイストレス・ハイプレッシャーといわれる医療現場においてメンタル強化は必須です。少しずつ取り組み、折れないしなやかなメンタル（レジリエンス）をメンバー全員で手に入れてください。

心のゆとりこそ生産性向上の鍵です。心にゆとりがあればイライラすることも減るでしょうし、不注意によるミスも減るでしょう。常にとはいかなくとも、できる限りメンタルを正常に保ち、冷静な仕事運びを心がけましょう。そのためには「感謝」の気持ちを大切にすることもいい影響をもたらしてくれます。

受講者の声

- 「師長とはこうあるべき」と完璧を求め過ぎてしんどさを感じていた。しなやかな心が大切だと気づいた
- 毎日「できないこと」に目が向いて自己肯定感を下げていたが、今後は「できたこと」に目を向けていきたい
- まわりの人に余裕を持って接するために、まず自分のメンタルを整えたい
- スタッフとの面談で使える関わり方が学べた
- 感情的に反応してしまって気持ちが乱れていたが、冷静に対応するために、論理的に考えるよう心がけたい
- 新人看護師がつらい経験をしたときに、しっかり受け止めて、自分を責めないようにケアしてあげたい

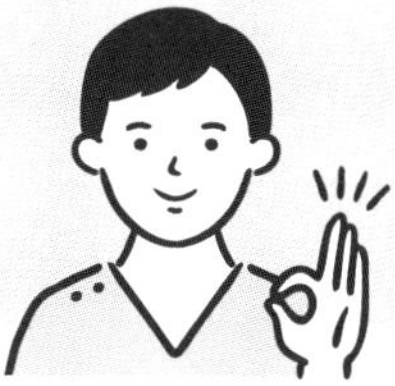

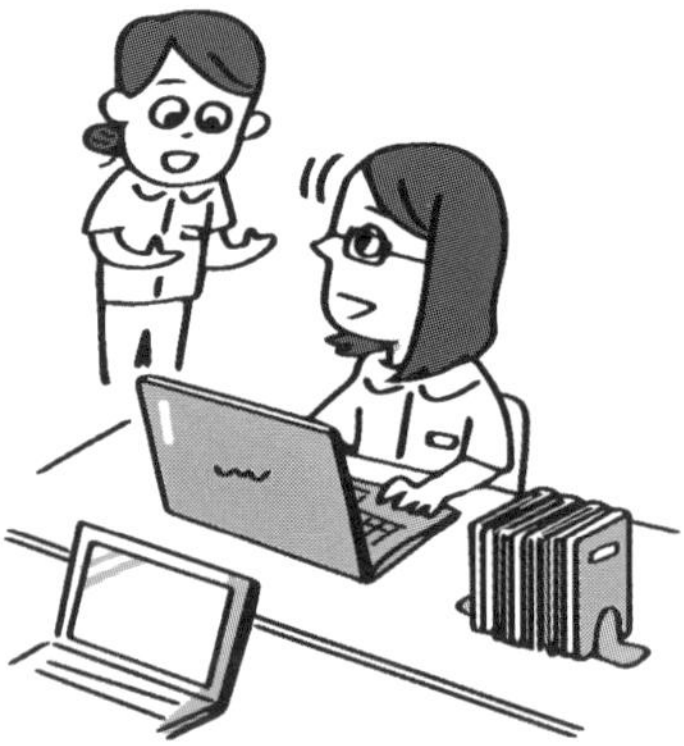

PART

3

教育マネジメント

新人・若手がのびのびと育つ「教育のあり方」を見つける

本章のねらい ―― 部下や後輩の成長を効果的に後押しするために

私は、「教育」には相手の人間性や人格にまで及ぶ関わりが大切と考えています。昨今、ハラスメントやメンタルヘルスの問題があり、深い人間関係が築きにくい環境にあるかと思いますが、それでもなお、一歩踏み込んで必要な情報を与え、必要な支えをし、一緒に成長していくことが大切ではないでしょうか。

現場における教育で最も大切なのは、**「できないこと」を「できるようにすること」**でしょう。しかし、「できる」の前にはさまざまな障壁《しょうへき》が待ち構えています。そのひとつは「不安」と呼ばれます。裏を返せば自信がないということです。


「本当にこのやり方で大丈夫だろうか?」

「ミスや失敗をして怒られないだろうか?」

「まわりに迷惑をかけないだろうか?」

「想定外のことが起きないだろうか?」

「間違いに気づいたときにはどう対処すればいいだろうか？」……

落ち着いて考えれば、多くの不安を乗り越えて一人前になっていくということが理解できますが、不安と相対しているその瞬間は怖さが勝つこともあります。

成長とは、不安に打ち勝ち、自信を大きく育てていくことなのかもしれません。

であれば、部下や後輩の成長を後押しするということは、**不安に打ち勝つ方法を教え、自信を育めるようにエスコートすること**になるでしょう。

叱責ばかりでは心も体も萎縮して、不安を大きくするだけです。適切なタイミングで必要なサポートを心がけていきましょう。

本章では、教育とは本来どうあるべきか、その目的や目標はどう設定すればいいのか、掘り下げて考えていきましょう。

気持ちに寄り添い、不安を取り除こう！

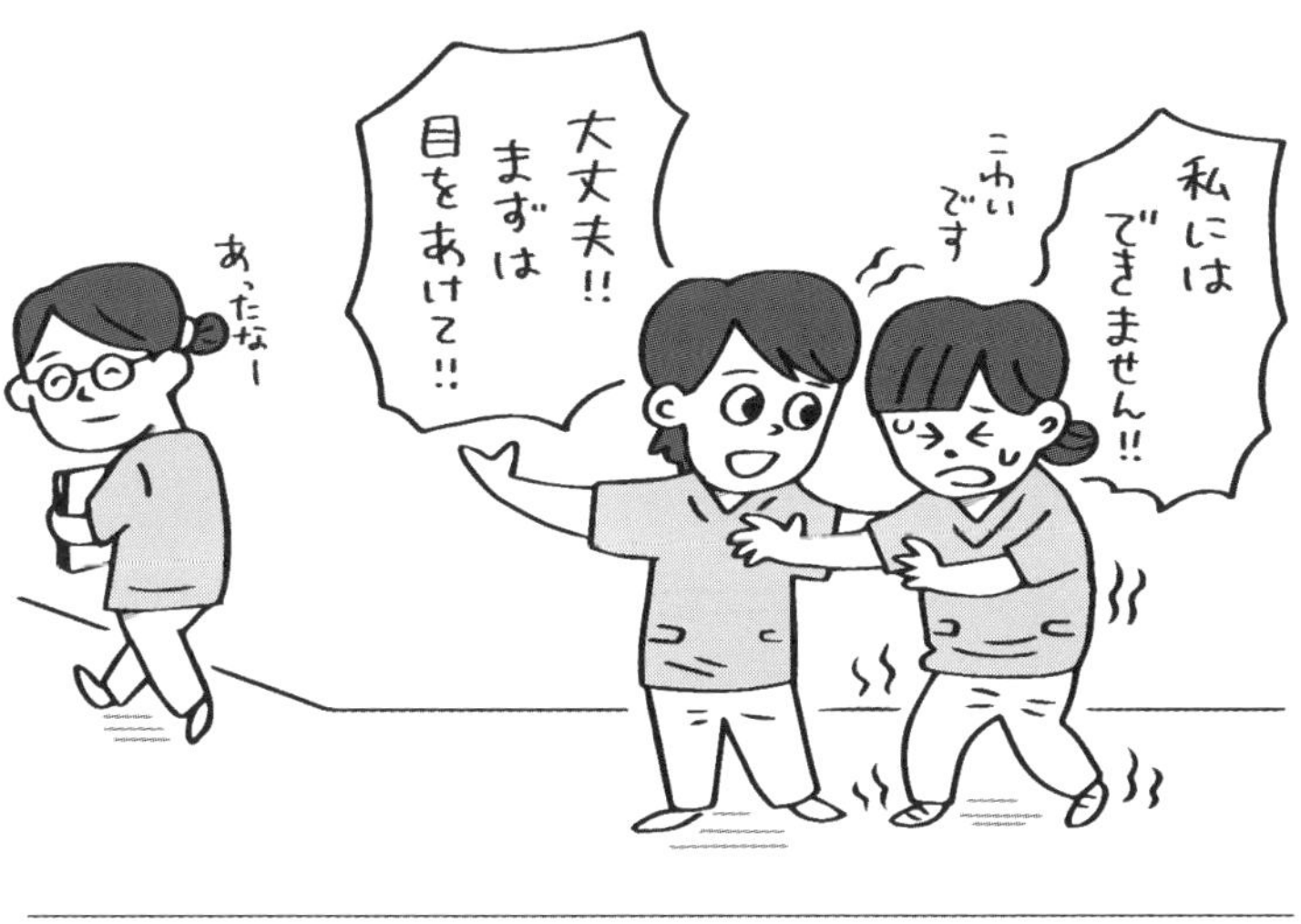
私にはできません!!
こわいです
大丈夫!! まずは目をあけて!!
あったなー

教えて終わりではなく、「できるまで」サポートする

教育においては「理解させる」だけでは不十分であり、**「できる」までをナビゲート**しなくてはいけません。NLP理論（神経言語プログラミング）の「学習の4段階」に沿って考えてみましょう（左ページ図）。

私たちは、**「知らない、できない」（無意識的無能）**という状態からスタートします。

次に**「知っているけど、できない」（意識的無能）**にステップアップします。

そして、やり方やコツを教わって**「コツを意識すればできる」（意識的有能）**の状態になり、最後に**「意識しなくてもできる」（無意識的有能）**という状態になっていきます。

ただし、「コツを意識すればできる」から「意識しなくてもできる」にいたるまでには、多くの失敗を繰り返しながら勘所をつかんでいくことになりますので、かなりの時間と経験を必要とします。

たとえば、採血もそうではないでしょうか。1回うまくできたからといって、その後は百

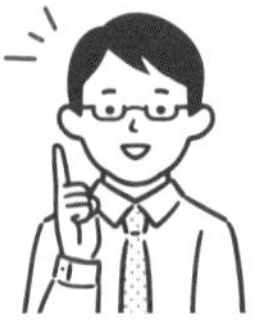

アメとムチを使って命令に従わせるのは「教育」ではなく「調教」といいます

発百中で成功するということはなく、色々な患者の採血を経験していく中で精度を上げていきます。

この段階で失敗を繰り返すことで「自分には向いていない」とあきらめたり、挫折したりする場合も多くありますので、指導する側の粘り強いサポートが求められます。

サポート方法としては、**「フィードバック」**が有効です。

フィードバックする際におさえておきたいことは、ひとつは**「よかった点は？」**、もうひとつは**「さらによくするには？」**という視点でのアドバイスです。

ひとつうまくいかないだけですべてにおいてダメだと思い込んでしまう人もいるので、評価できることはきちんと評価してあげてください。

「できる」までをナビゲート！「学習の４段階」

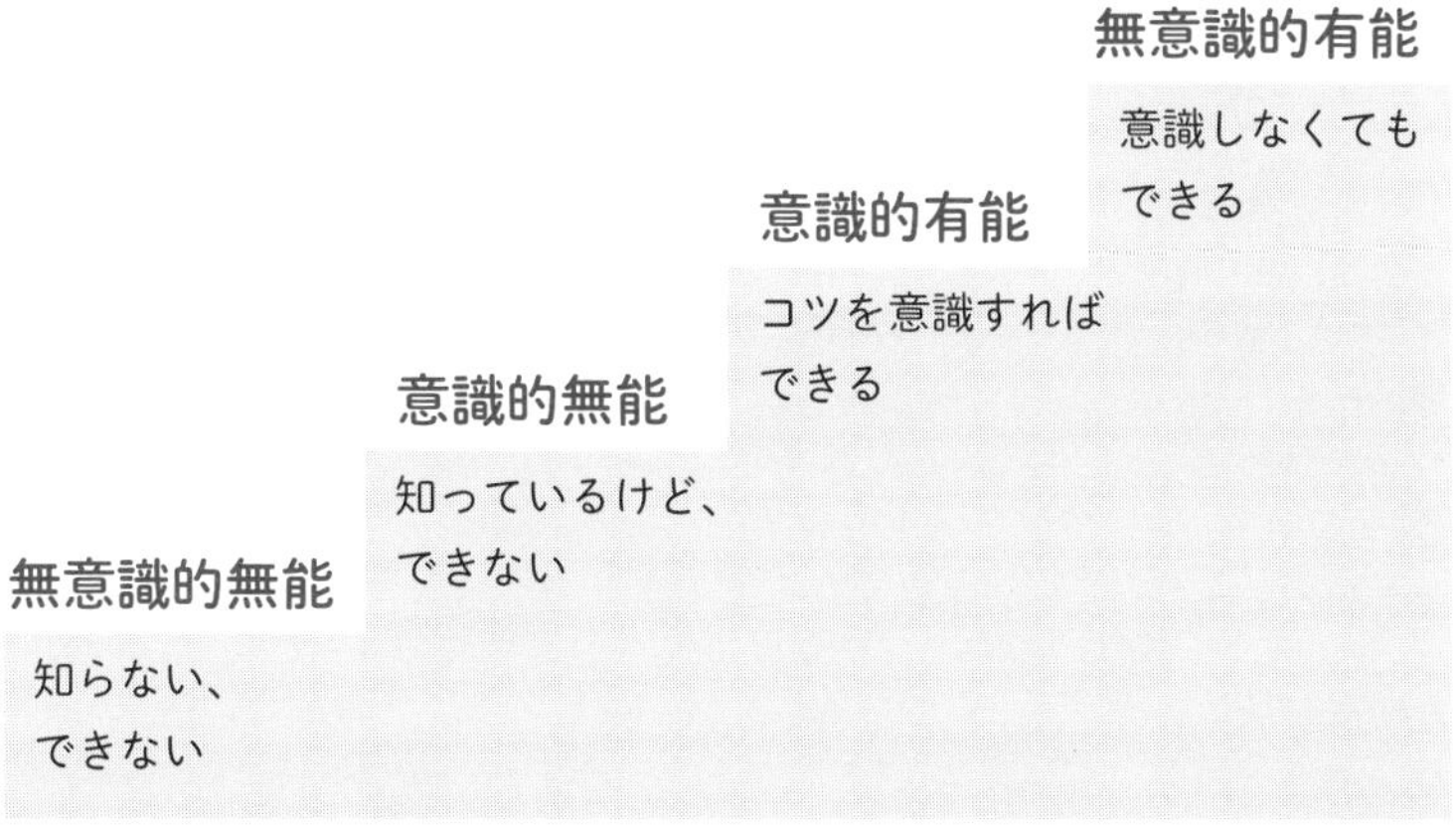

部下が安心して成長するための「環境の整え方」

プロローグでも述べたように、「心理的安全性」（psychological safety）は、ハーバード大学で組織行動学を研究するエイミー・C・エドモンドソン教授が1999年に提唱した概念です。エドモンドソン教授によると「心理的安全性」とは、

支援を求めたりミスを認めたりして対人関係のリスクを取っても、公式、非公式を問わず制裁を受けるような結果にならないと信じられること（※1）

であると定義されています。そして心理的安全性は、

この職場では、率直に意見を言ったりアイデアを提供したり質問したりしても、懲らしめを受けるんじゃないか、ばつの悪い思いをするんじゃないかと不安になったりしない（※2）

※1、※2ともに　エイミー・C・エドモンドソン『チームが機能するとはどういうことか』（英治出版、2014年）

と感じるときに存在するものだとしています。
現在のあなたの部署やチームの心理的安全性を測ってみましょう。

心理的安全性を測る「7つの質問」

①このチームでミスをしたら、きまって咎められる
②このチームでは、メンバーが困難や難題を提起することができる
③このチームの人々は、他と違っていることを認めない
④このチームでは、安心してリスクを取ることができる
⑤このチームのメンバーには支援を求めにくい
⑥このチームには、私の努力を踏みにじるような行動を故意にする人は誰もいない
⑦このチームのメンバーと仕事をするときには、私ならではのスキルと能力が高く評価され、活用されている（※3）

※3　エイミー・C・エドモンドソン『恐れのない組織』（英治出版、2021年）

さて、いかがだったでしょうか。

質問内容を見れば大体わかると思いますが、①NO、②YES、③NO、④YES、⑤NO、⑥⑦YESとなれば満点です。

満点を取るにはあまりにもハードルが高いと感じるかもしれません。だからといってあきらめてはいけません。なぜなら、「心理的安全性」にはそれだけの価値があるからです。

なぜ、「心理的安全性」は重要なのか？

上司や先輩にいくら粘り強くサポートする姿勢があったとしても、教わる側に「心理的安全性」が担保されていなければ、うまく成長につなげられません。なぜなら、**心を開いて教育を受けてくれなければ、教える側の熱意や情熱が押しつけやプレッシャーになってしまう**可能性があるからです。

特に新人教育においては「心理的安全性」が早期離職を防げるかどうかに大きく影響してきます。

新人が安心して成長するためには、「私は大切にされている」という実感が必要です。そのためには、「私の意見を聞いてくれる」「疑問を感じたら、その都度聞ける」「初歩的な質問をしてもバカにされない」といった、まさに心理的安全性が担保された環境や人間関係が必要なのです。

それではここから教育・指導における「心理的安全性を高めるコツ」を3つ紹介します。

心理的安全性を高めるコツ① まずはしっかり聴く

「心理的安全性」について、その第一人者であるエイミー・C・エドモンドソン教授は次のような表現もしています。

> 心理的安全性は、率直であるということであり、建設的に反対したり気兼ねなく考えを交換し合ったりできるということなのだ（※4）

つまり裏を返せば、教わる側だから「言いなりにならないといけない」と思わせたり、遠慮して思ったことを率直に伝えられないような関係になったりするのは、心理的安全性が低いということです。

だからこそ、まずは**「しっかりと聴く」**ことが重要なのです。経験豊富な先輩が先に口を開けば、それを聞き、それに従うことが当たり前になってしまいます。それが正論であればあるほど、余計なことは口にするまいと心を閉ざすことになりかねません。

※4　エイミー・C・エドモンドソン『恐れのない組織』（英治出版、2021年）より

〝心の扉〞は、外開きで、かつ内側にしかドアノブがついていません。つまり、外側からは開けようがなく、**相手に内側から開けてもらうしかない**のです。話を聴く態勢をつくり、相手から話したいと思えるように仕向けなければいけません。

また、「聴く」という一見受動的に見える態度は、信頼関係を築く上で大きく貢献してくれます。

これはあなた自身も経験があるのではないでしょうか。ただひたすらうなずきながら聴いてもらっているうちに、話すはずではなかったことまで話してしまっていたということが。これこそ、「聴く」ことの計り知れない影響力です。

大切に育てたいと思うなら、まずは相手の言葉に耳を傾けましょう。

心理的安全性を高めるコツ②　ジャッジしない

率直に話をすることは、リスクでもあります。

たとえば、会議で自分の意見を話すとき「場違いだと思われないかな?」「考えの甘いやつだと思われたら嫌だ」などと警戒し、発言を躊躇《ちゅうちょ》したことはありませんか。これは、自分の評価が下がるかもしれないといったリスクを感じるからです。特に自分の本音を打ち明けることは、自分の底が知れてしまうという恐怖感にもつながります。

そのようなリスクを冒してまでも話してくれた内容を、**あなたの価値観でジャッジしてはいけません。**「自分の意見」と「相手の意見」は違うと肝に銘じておけば、あなたの価値観で即座に否定するという事態は避けられるでしょう。

そして、これは言わずもがなですが、あなたにだけ打ち明けてくれた内容を不用意に他言することは、まさに裏切り行為と思われても仕方のないことです。**守秘義務はしっかりと守りましょう。**

心理的安全性を高めるコツ③

部下・後輩を「尊重」する

心理的安全性の礎《いしずえ》となるものとして大切なのが**「尊重」**です。この言葉はよくご存知だと思いますが、その本当の意味を考えたことはありますか？

少し逸《そ》れますが、**「ダイバーシティ(※5)」(多様性)**や**「インクルージョン(※6)」(一体性)**という言葉も最近よく聞かれます。これらの土台となるのも心理的安全性であり、さらにその土台となっているのが「尊重」です。

「尊重」とは何か？ 思想家で心理学者のエーリッヒ・フロム(※7)はこう言っています。

※5 「ダイバーシティ」 多様な人々がそれぞれの違いを認め合える環境
※6 「インクルージョン」 違いがあっても活躍できる環境
※7 Erich Fromm(1900-1980) ドイツ生まれの精神分析学者、社会学者。「新フロイト派」の代表的存在

尊重とは、（中略）人間のありのままの姿を見て、その人が唯一無二の存在であることを知る能力のことである。尊重とは、他人がその人らしく成長発展していくように気づかうことである。したがって尊重には、人を利用するという意味はまったくない。（中略）人を尊重するには、その人のことをまず知る必要がある（※8）

「尊重」を土台に置いた教育を考えるならば、まずは新人や若手など育てたい対象の人柄や大切にしている価値観や考え方などを理解し、その特性に合わせて成長できるような援助をすることが大切です。

「成長させる」ではなく**「成長を援助する」**ということを心がけたいものですね。

※8　エーリッヒ・フロム『愛するということ』（紀伊國屋書店、2020年）

〝育て上手の管理者〟はどのような指導をしているのか？

部下・後輩の能力を伸ばすためにはただ闇雲に、あるいは一様に教えるのではなく、下にあるポイントをおさえて指導していく必要があります。

理解度が高まる「最適なタイミング」とは？

教える内容や相手が同じでも、タイミングによって理解するスピードが異なります。なぜこのようなことが起こるのでしょうか。それは**理解度に影響を与える「タイミング」**があるからです。

禅に「啐啄同時《そったくどうじ》」という言葉があります。

「啐」は、ヒナが卵から孵《かえ》る際に内側から殻をつつく様子を表し、「啄」は親鳥が殻を外側からつつく様子を表しています。つまり、ヒ

部下・後輩の成長のスピードが上がる「3つのポイント」

1. 理解度が高まる「最適なタイミング」を見逃さない
2. 「全体像」を把握させる
3. こちらが期待する「役割」と「成長」を言葉にして伝える

ナと親鳥が**「同時に殻を割ろうとすることで、元気なヒナが孵る」**ということを意味しています。

しかし、このタイミングがズレると、どうなるでしょう。ヒナが一生懸命に内側から殻を割ろうとしているにもかかわらず、親鳥が気づかずにいると、ヒナは疲弊してしまいます。逆に、ヒナがまだ準備できていないにもかかわらず親鳥が外から殻を割ってしまったら、いわゆる未熟児の状態で生まれてしまい、衰弱してしまうでしょう。

私たちの学習もこれと同じようなことが起きます。

教わる側がヒナ、教える側が親鳥と考えてみてください。教わる側が「学びたい」「教えてほしい」と待っているにもかかわらず、教える側が気づかずにいると、「もういいです……」となりかねません。

逆に、教わる側が準備できていないにもかかわらず、教える側が「将来、絶対役に立つから……」「これを覚えておいて」と望んでもいないアドバイスをし

教育は「一方向」ではなく「双方向」

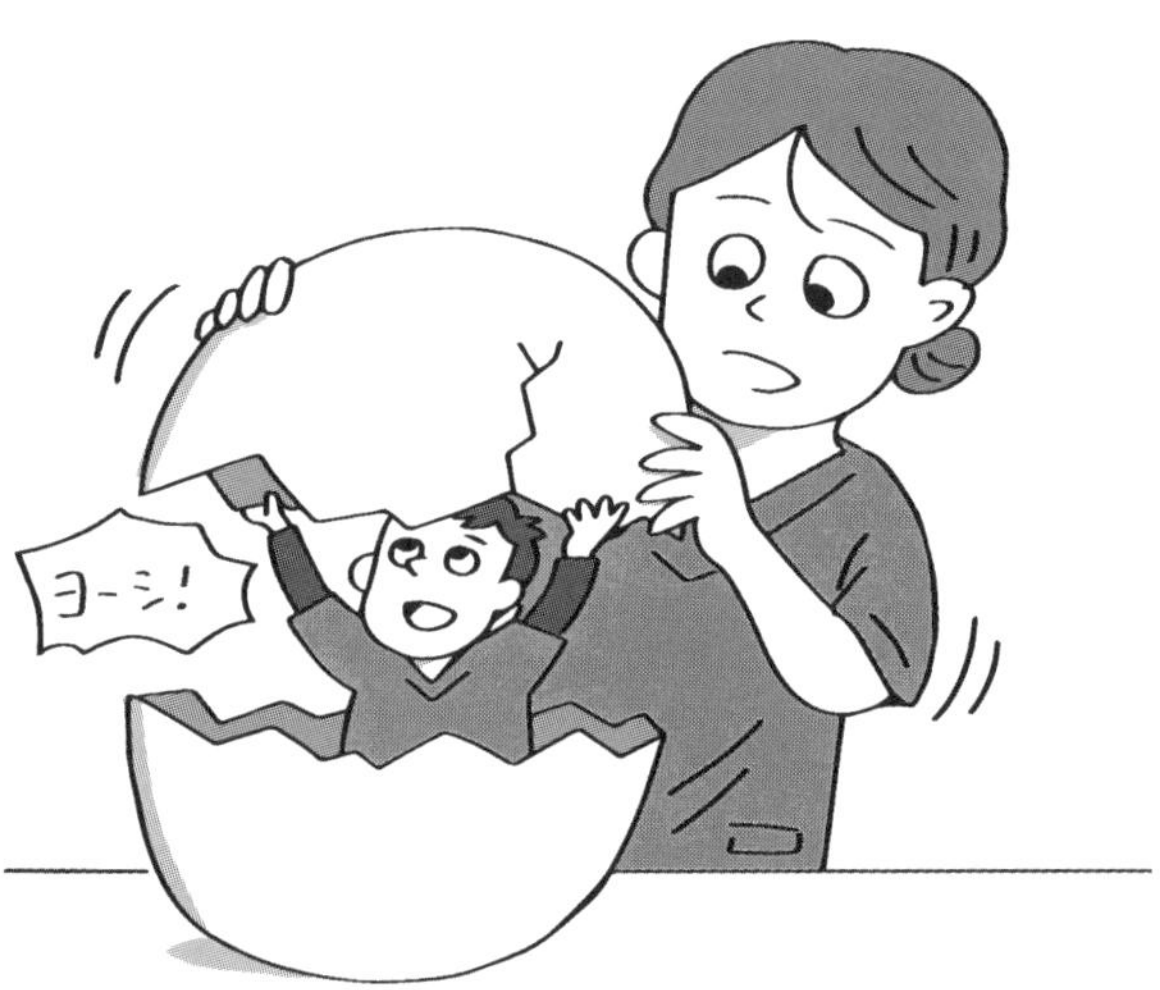

ても心に響かず、役立つアドバイスにはなり得ません。

教わる側が「知りたい！」と思ったタイミングで、教える側がアドバイスをすることで理解度がグッと高まり、成長速度が上がるのです。

看護管理者に「コーチング」が必要な切実な理由

ただ、教わる側が「知りたい」「学びたい」と思うタイミングに、何らかの理由で立ち会えなかったらどうしましょう？　勤務時間中、ずっと張りついて見守るわけにはいきませんから、対応策を考えておかねばなりません。

こういうときこそ、いえこういう事態を避けるためにこそ、看護管理者は「コーチング」を習得してください。コーチングのスキルの中でも特に**「質問のスキル」**が大いに役立ちます。

「ここ一週間で困ったことはなかった？」「日々の業務の中で迷うことはない？」「業務内容や手技でわかりにくいことはない？」など、普段の仕事での困り事や理解度を確認するのです。その答えに合わせてアドバイスができれば、タイミングのいい指導や教育ができます。

また、報告や相談が遅い部下や後輩がいるなら、管理者のほうから質問をして引き出しましょう。自主性や主体性を期待してガッカリするより、管理者のほうから聞いて、タイムリーに情報を入手していく方がストレスも少なくなり、不要な対立を避けることもできます。報告・連絡・相談に関しては、「意思疎通マネジメント」の章で詳しく解説します（150ページ参照）。

はじめに「全体像」を示す

知らないスポーツをしようと誘われたら、あなたはどのように反応するでしょうか？「それはどんなスポーツ？」「どうなれば勝ちなの？」「どういう流れでやるの？」と、全体像が気になるのではないでしょうか。まず全体像を把握してから、具体的なコツや上達のヒント、細かいルールなどを学んでいき、そのスポーツを楽しめるようになるはずです。

仕事における学習やスキルアップも同じです。**まずはその業務の全体像を把握し、それから部分を詳細に見ていくことで学習効率が高まり、伸びる**のです。

業務単体の手順や注意事項ももちろん大切ですが、**「なぜ、その手順なのか？」「なぜ、そこで注意が必要なのか？」**といった業務の背景にある重要ポイントは、全体像が見えていてはじめて理解できるのです。

全体像をいち早く把握してもらうためには、教えたいことを「図解化」して解説することをおすすめします。パッと見てわかると理解は早いですから。

特に看護の現場では「業務フロー」が役立ちます。全体像がわかりやすく表現できると、OJT（プリセプターシップ）での現場指導中に納得度が高まり、成長速度も速まるでしょう。

たとえば、患者が入院する前から退院するまでのプロセスをフロー図にしたり、手術や特定の看護の手技をフロー図にするのもいいでしょう。また、看護師としての一日をフロー図にするのも役立つと思います。

病棟ごとに業務フローを作成しておけば、異動してきた人への伝達もスムーズに行なえます。

さらに、仕事の全体像と合わせて看護師という職業の社会的役割や、医師や他のコメディカルとの関係性も理解してもらいましょう。

そうすることで、看護師としてどう立ち居振る舞うかが意識できます。言われて動く、いわば「指示待ち」にしないためにも、広い視野で仕事をとらえさせるようにしましょう。

「どれだけ期待しているか」をわかりやすく伝える

部下や後輩の希望を聞くことも大切ですが、**教える側の期待を伝えることも**同じくらい大切なことです。期待をきちんと言葉にして伝え、しかし押しつけにならないように気を配りながら関係性を築いていきましょう。

伝えるべきは、

①**「期待する役割」**と、

②**「期待する成長」**

です。

どんな役割を担ってほしいのか、成長してどうなってほしいのかを明確にして、それを相手がわかるように言葉できちんと伝えていきましょう。

部下や後輩の気持ちを考えると、これがいかに重要なことかがわかります。特に、慣れない業務に不安を感じていたり、自信が持てないでいるときなどは、**「どんな期待をされているか」が〝目指す方向を示す灯台〟の役割を果たしてくれます。**

逆に期待を感じられないと、「私は期待されていないのかな」と不安になったり、「私は大切にされていない」など上司や先輩に対して不信感を抱いたりします。こうなるとメンタルも心配ですし、人間関係もよくなりません。相手に期待していることは、きちんと口に出して伝えましょう。

具体的な伝え方とタイミングは、「クリニカルラダー」に沿って伝えていくのもいいでしょうし、看護部としての教育方針や教育計画を説明する際に伝えるのもいいでしょう。また、将来のキャリアについて話が及んだときなどもいいでしょう。

ただし、同じ年代にいっせいに伝えるだけではなく、その部下や後輩の特性に合わせて個別に伝えることも忘れないようにしてくださいね。

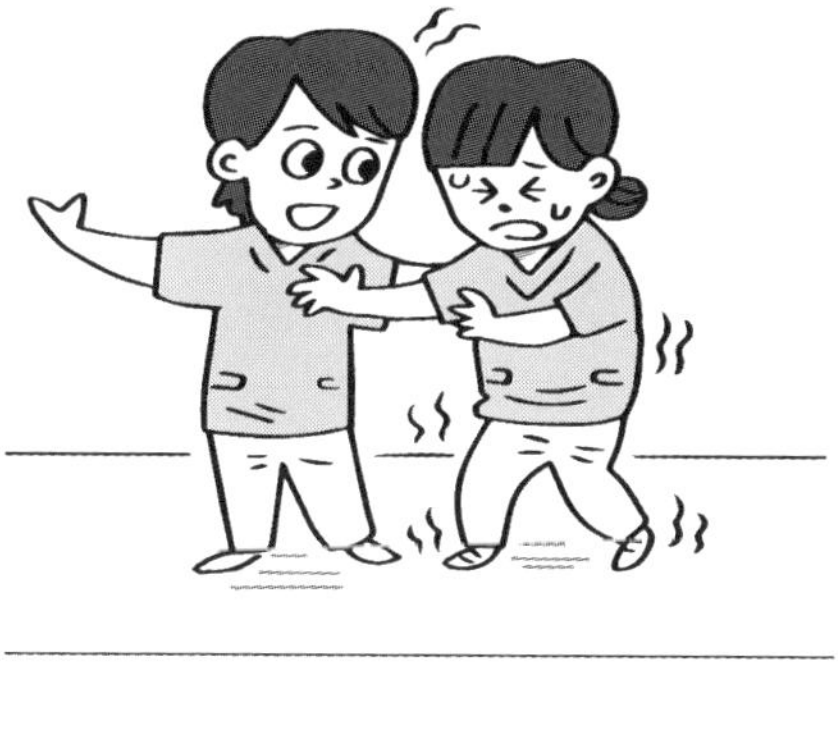

COLUMN

「ピグマリオン効果」と「ゴーレム効果」

部下が伸びる指導を心がける際、相手との関係性が重要なことは言うまでもありません。そして、その関係性に大きく影響を与えるのは、**教える側が教わる側を「どのように見ているか?」**です。

「ピグマリオン効果」(または、ローゼンタール効果)といわれる心理学の概念があります。ある研究で教員に「このクラスの生徒は成長を期待できる」と伝えて指導させたら実際に成績が向上したのですが、実は生徒はランダムに振り分けられており、成績が伸びたのは「教員の期待」が影響したと考えられるのです。

この逆で、**「ゴーレム効果」**というものもあります。こちらは教員が期待をせずに生徒と関わることで、成長度合いも低かったとする説です。

これらには賛否両論ありますが、教える側が教わる側をどう見ているかが、成長に影響を与えていることは間違いなさそうです。

「クリニカルラダー」をうまく活用できていますか？

成長を実感しモチベーションを高く持ち続けてもらうには、目標を掲げ、達成を実感することが大切です。実際の指導の現場では「クリニカルラダー」を運用されていると思いますが、満足のいくレベルで活用できているでしょうか。

そもそもクリニカルラダーを導入するメリットには何があるでしょう？

一番の目的は、看護の実務力を高めることであり、そのための計画的な学習を進められることでしょう。もちろん、その結果として看護の質の維持向上があります。

教育を受ける側としては、次のステージで学ぶこと、身につけることが明示されているため、意欲的にキャリアアップを目指す看護師にとっては、無理なくムダのない学習計画を立て、学習や能力開発に対するモチベーションの向上も期待できます。

しかし残念ながら、うまく運用できていないという声もたくさん聞きます。

たとえば、「経験年数が長くなっても、低いレベルで満足してしまいスキルアップのブレーキになっている」「早い段階でクリアできない課題があると、早々にあきらめてしまい離職の理由になることがある」「給与や報酬アップにつながらず積極的に取り組む人が少ない」などという声も聞きます。

看護の質向上につながるよう、うまく運用していく方法はないものでしょうか。

クリニカルラダーに沿って成長することは、すなわち看護師としてのキャリアアップですので、教育やトレーニング内容だけではなく、将来像も一緒に話し合い、キャリア開発という広い視野で取り組むといいでしょう。

また、日常的なフィードバックがワークエンゲージメントを高めます（192ページ）。そのテーマのひとつとして役立てることもできます。

ただ、指導にあたるベテラン看護師の方がクリニカルラダーに及び腰になっているという話も聞いています。評価基準に組み込んで運用することも大切なポイントでしょう。

“やっかいな部下”は「説得」ではなく「問いかけ」で動かす

「ロジハラ」という言葉をご存知でしょうか？　これは「ロジカルハラスメント」の略で、「正論をぶつけて相手を不快にさせる行為」のことを意味します。

そう言うとほぼ全員が「いるいる！　そういう人！　最近増えていますよね！」とおっしゃいます。

でも、ちょっと待ってください！　ハラスメントって、される（被害に遭う）のはもちろん嫌ですが、**する（加害者）側にならないように注意することも非常に大切です**。パワハラもセクハラも、ほぼすべての案件で、加害者側は「ハラスメントに該当するとは思わなかった！」と無自覚だったといいます。

責任感が強い方は特に、組織に対する否定的な意見や、上司や先輩に対する悪態、倫理観に欠ける行為や言動……を見聞きすると「部下や後輩を正すのが上司の務め」「正してやらねば！」などと熱くなりがちです。

ですが、少し冷静になって考えてみてください。たしかに間違った考えや感覚は正すほうがいいでしょう。しかし、そうしたがために、相手がヘソを曲げて余計に反発してきたらどうなるでしょう？　教育や指導の本来の目的を果たせませんよね？

指導したのに直らない。これは相手の問題でもありますが、**指導する側の方法が間違っている**可能性もあります。

「論破」ではない「前向きな解決法」

「やたらと権利を主張してくる若者」などへの対応でも時々見聞きしますが、正論を突きつけて納得（あるいは、説得）させようとしている方が非常に多いのです。これが行き過ぎると、相手側は「正論を振りかざされた」と余計に躍起になる可能性があります。

これを回避するには少しばかりテクニカルな会話術を身につける必要があります。

それは**「私の感情＋問いかけ」**です。

たとえば、諸事情を考慮せず権利だけを主張してくる若手に対して、「そう言われると私は上司として悲しくなるのだけれど、あなたはどんな気持ちで話してくれているの？」などと切り返してみてはいかがでしょうか。

また、現状では改善の余地がないことについての愚痴には、「そんなふうに考えているのね。そこを指摘されると私は心苦しいのだけど、あなたの解決策も聞かせてくれないかな？」と切り返すのもありでしょう。

このように、まず自分の正直な気持ちを伝えてから相手に気持ちや改善策を問いかけてみるのです。

もちろん、聞いた後も説得をするのではなく、とにかく「傾聴」に徹してくださいね。そして、実現可能なレベルの話にまでなれば大抵の場合、両者合意にいたることが多いのです。

「相手の機嫌が悪いとき」どうしますか？

もうひとつ新しいハラスメントとして「フキハラ」（不機嫌ハラスメント）というものがあります。これは、気に入らないことがあると不機嫌な態度を取り、相手に気を遣わせたり、周囲に不快な思いをさせたりすることです。

管理者や上司が不機嫌を撒き散らしているとその影響力は計り知れません。周囲は萎縮して思ったように仕事ができませんし、「やめたくない看護部」には程遠いですね。人間ですから不機嫌になるのは仕方がありませんが、そこはプロとしてできるだけ表に出さないようにする努力が必要です。

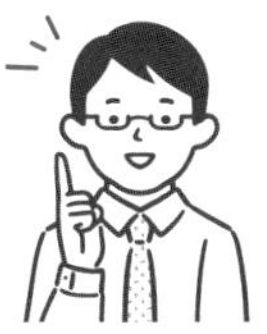

私自身もそうですが、仕事中の真剣な顔が「怖い」と思われる方もいます。管理者は意識して笑顔を心がけたいですね！

反対に、教わる側である部下や後輩の機嫌が悪いときはどうでしょうか？

機嫌の悪い相手を目の前にすると、つい感情的になってしまったり、心を閉じて距離を取ってしまったりしていませんか？

機嫌が悪い相手に対してするべきことは、**自分の感情と行動を切り離して接すること**です。

できる限り平静な態度で、相手が理解できる言葉や表現を選びましょう。

間違っても相手の態度を改めさせようとしないでください。相手は反発心を抱き、余計に話が通じなくなってしまいますから。

職場ではプロに徹しよう！

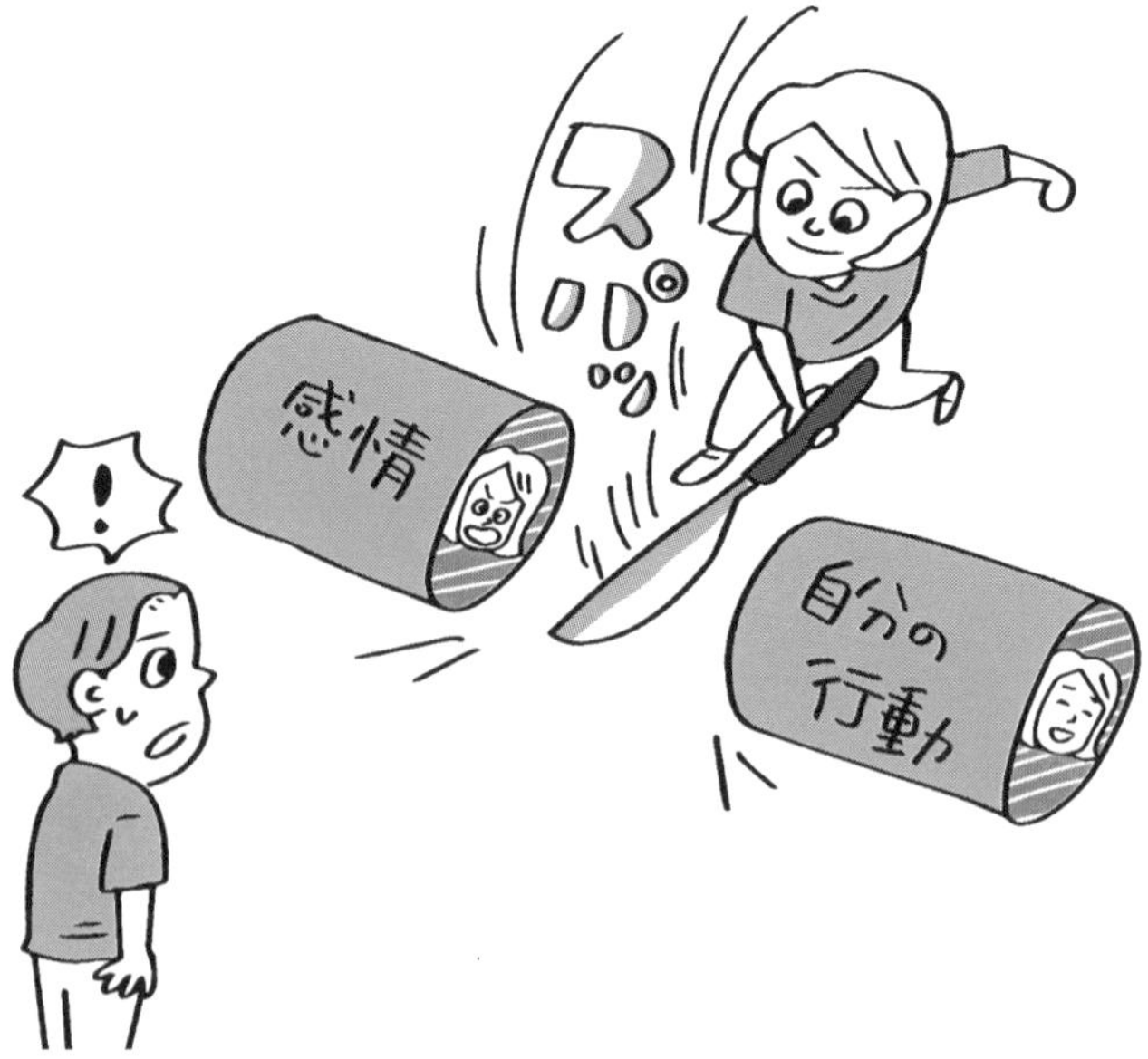

まとめ

「教える」というのは難しいもので、やり方を伝えたからできるようになるというものではないことはご承知の通りです。

ただ教育に力を入れることは、個人の成長を促すだけでなく、工夫次第でチームワークの向上や連帯感の強化にもつながります。チームメンバー間の信頼度や親密度が高まることで離職を希望する人が減ることが期待できますし、士気が高まり、お互いが支え合うことによってメンタル不調者も出にくくなります。

目の前の仕事に追われておざなりにされがちな教育ですが、上手にマネジメントしながら人と組織の成長を目指していきましょう！

受講者の声

- 教育は「教えること」ではなく、「できるようになるためのサポート」だと認識が変わった
- 教える相手によっては「どうせわからないだろうな」とあきらめる場面もあったが、積極的、前向きに関わっていこうと思った
- 相手に合った成長のゴールを明確にして、「期待していること」を伝え、たくさん経験できるように援助していきたい
- 教育における問題は教わる側にではなく、教える側にあると認識できた。教わる側の可能性に焦点を当てて、いいところも見ていきたい
- 教育においても「心理的安全性」は重要だと納得した

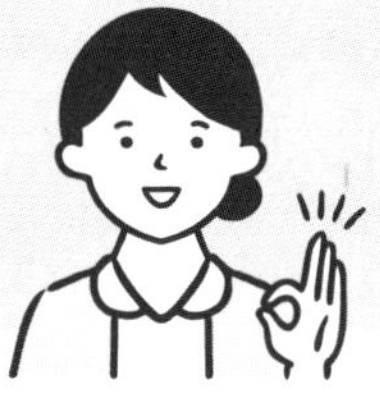

PART

4

役割マネジメント

チーム力を底上げするために「管理者に期待されていること」

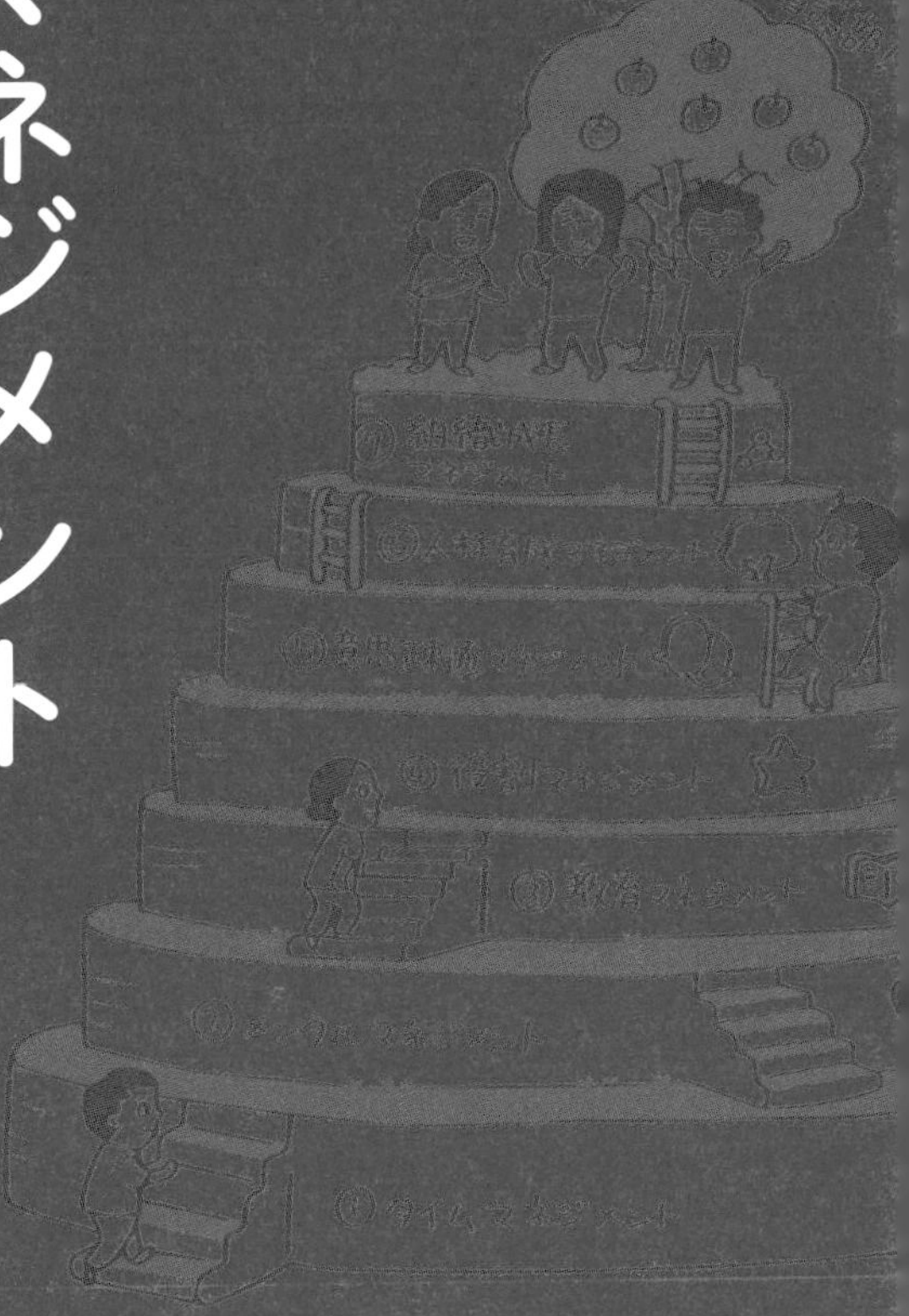

本章のねらい――管理者として自信を持って働くために

あなたは今の役職における「役割」を正確に把握しているでしょうか。そして、その役割を十分に果たせているでしょうか。

役割とは読んで字の如く「割り当てられた役」という意味ですが、もう少し深掘りしてみると次の3つの意味合いが考えられます。

①その人が行うべき作業やタスク
②役職や立場に付随する立ち居振る舞い
③まわりから寄せられる期待

このように、色々な意味合いで役割という言葉は使われますが、最も意識しておいてほしいのは、**「まわりから寄せられる期待」**です。そもそも**仕事とは、誰かの期待に応えること**が大前提です。どんなにすごいことができたとしても、他の誰にも真似できないことだとしても、それが誰の役にも立たなければ自己満足でしかありません。

周囲からの期待を察知して（あるいは直接聞くことによって）、その期待に応えることが本来的な意味での「役割を果たす」ということになるのではないでしょうか。

看護管理者に「期待」されることは？

さて、看護管理者に求められる役割とは何でしょうか？

病院（経営層や上司）から、部下や後輩、同僚から、患者やその家族から……さまざまな視点で何を期待されているか一度じっくりと考えてみてください。

色々な人から色々な期待をされていることに気づくのではないでしょうか。

何よりも、看護の質の向上とともに、「やめたくない看護部」をつくることは、上司からも、部下や後輩からも大きな期待を寄せられているのではないでしょうか。

今、あなたが求められている役割を明確にし、整理しながら、それを果たすために何をすべきかを考えていきましょう。

看護管理者に求められる3つの「役割」

一般的に管理者という役職に期待されるのは、

①リーダー
②マネジャー
③メンター

の3つの役割です。

「リーダー」とは、仕事や取り組みなどの目的を明確にしてメンバーを導く存在です。「マネジャー」とは、リーダーが明確にした目的を果たすための目標を設定し、メンバーをガイドする役割を担います。また、業務を円滑に遂行できるようにするために他部署との連携も取っていきます。そして、「メンター」とは、マネジャーが設定した目標を達成できるように、メンバーの成長を促し、サポートする存在です。

つまり、**看護管理者はひとりで三役をこなさなければいけません。**

これらの役割を果たす上でまず知っておいていただきたい大切なことは、**自分らしさを失わないこと**です。自分らしさを失わないというのは、現状維持でいいという意味ではなく、自分の長所を伸ばし、得意なことを見つけていくことです。

その理由は非常にシンプルです。自分らしさを失うと、このような多様な役割は果たせません。その結果、自己嫌悪に陥ったり、無力さを痛感したりして、看護管理者自身がメンタル不調に陥り、本来の役割を果たせなくなるからです。

もしメンタル不調に陥らなかったとしても、自分の本来の特性を活かさずに最高のパフォーマンスが発揮できるでしょうか。

大切なことなのでもう一度言いますが、自分らしさは絶対に失ってはいけません。

それぞれの役割で求められるものが変わる

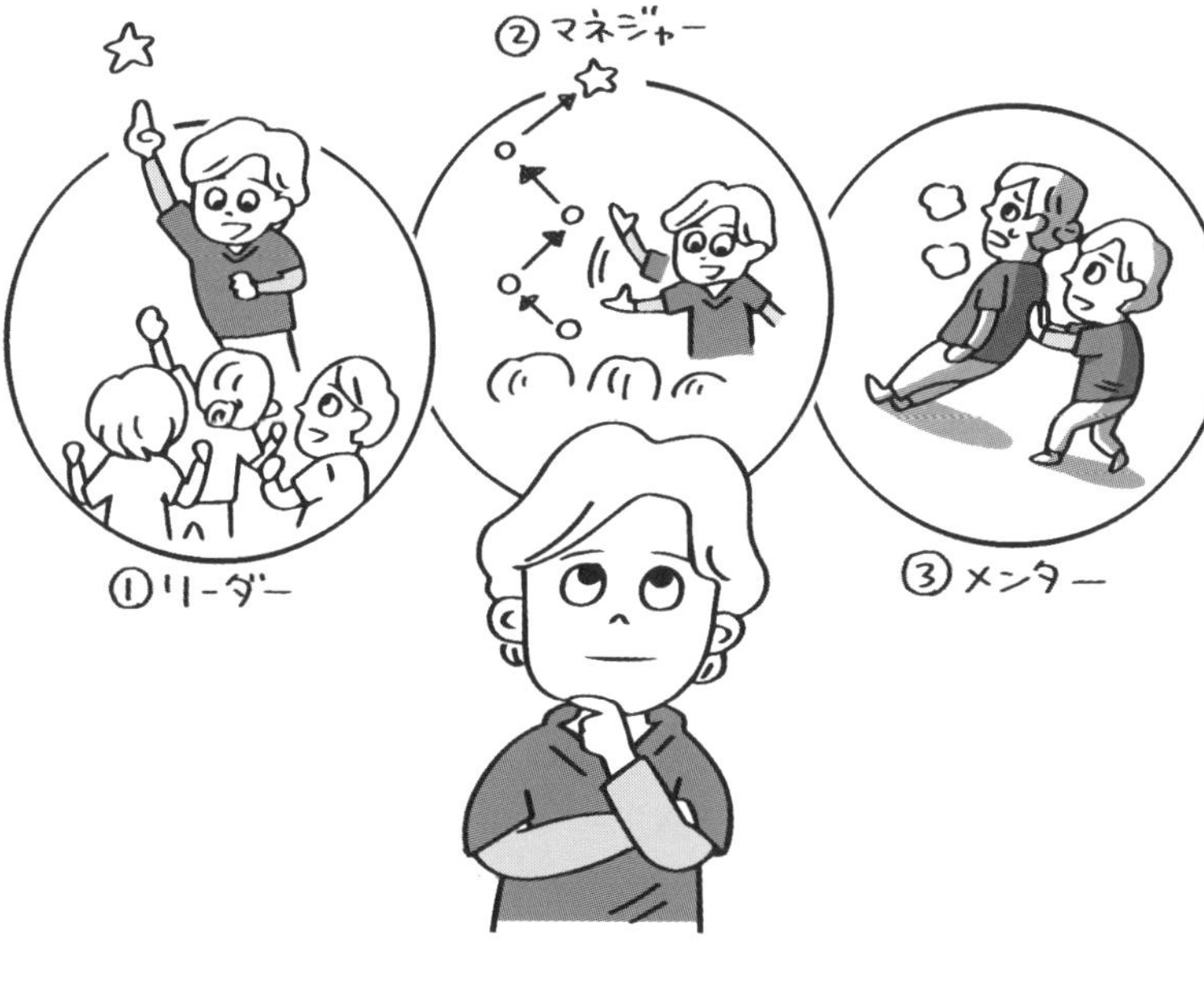

「リーダーシップ」と「マネジメント」の違いは？

いきなりですが質問です。**「リーダーシップ」**とは何でしょうか？　また**「マネジメント」**とは何でしょうか？　それらの違いはどこにあるのでしょうか？

これらをひと言で言い表すのはとても難しいですが、ポイントをおさえておきましょう。

まずは「リーダーシップ」から。「リーダー」（leader）とは〝導く人〟という意味です。人を導こうと思えば、**「どこへ向かうのか」という目的地をまず明確に示し、「なぜそこなのか」を説明する**必要があります。それこそがリーダーシップの原点です。行き先も理由もわからなければ、誰もついていかないでしょうから。

一方、「マネジメント」の方はというと、「マネージ」（manage）という言葉からわかるように「管理」ですが、他にも「うまくやる」とか「成し遂げる」といった意味もあります。

つまり、**リーダーが指し示した目的地にうまく辿り着くため、あるいはリーダーが設定した目標をやり遂げるための方策を考えて実行する人**、と考えていただければいいでしょう。

旅行の計画にたとえるならば、行き先を決めるのがリーダーの役割で、旅の行程を組むのがマネジャーの役割です。

看護管理者とはいうものの、実はマネジメント（管理業務）一辺倒では務まりません。**リーダーシップの発揮も求められている**のです。私はこれまでたくさんの看護部長と面談してきましたが、特に看護師長のリーダーシップは、看護の質向上においても、組織の円滑な運営においても、最重要課題だという声が圧倒的多数です。

「まず、行き先を示す」のがリーダーの真の仕事

リーダーシップとマネジメントには、正しい順序があります。旅行の計画において、目的地を決める前に旅の行程を組むことができないのと同じです。ですから、その割合も**「リーダーシップ＞マネジメント」**とすべきなのです。

マネジメントは先頭に立って組織活動を円滑にしていくという目立つ役割のため、重要視されます。逆にリーダーシップは目的地を明示するという特性上、抽象的であり、直接業務効率を上げる手立てになりにくいので忘れられがちです。

たとえば、森を切り開き道路をつくる事業を考えてみましょう。最初にリーダーがその計画の重要性を語り、ルートを明示します。続いて、マネジャーが毎日どのくらいの木を切り

倒し、道路を舗装するかを設定してメンバーに依頼します。

作業は順調に進んでいましたが、ある日、リーダーが示したルートから外れてしまいました。でもここでリーダーが不在だと、マネジャーとメンバーは作業が順調なら問題ないと、間違った方向に道路をどんどんつくっていってしまいます。

このように、リーダーシップが欠けてしまうと、仕事はいつも通り順調に進んでいても、本来の目的から逸脱し、見当違いの場所に辿り着いてしまいかねません。

リーダーとして、メンバーが本来の目的を忘れないように、どこを目指すのかを常に伝えていかなければいけませんし、ズレが生じたら即座に軌道修正するよう導かなければいけません。

看護管理者として、自分の部署やチームはどこへ向かうべきかをきちんと考え、メンバーに明示し、それからマネジメントに取り組んでいきましょう。

繰り返しになりますが、**いかに情熱を持っていたとしても、行き先がわからない状態でついていく人などほとんどいない**のです。

どちらが欠けても組織運営はできない

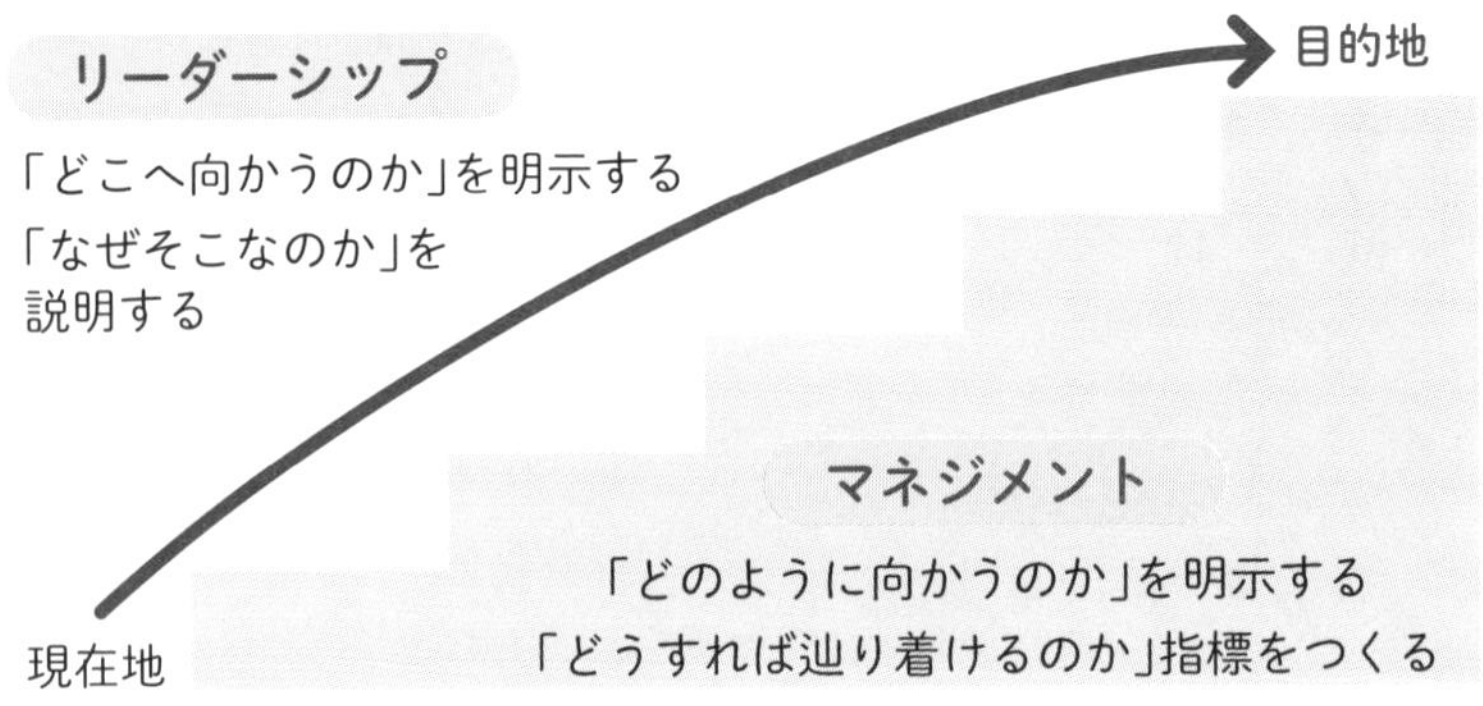
目的地
リーダーシップ
「どこへ向かうのか」を明示する
「なぜそこなのか」を
説明する
マネジメント
「どのように向かうのか」を明示する
「どうすれば辿り着けるのか」指標をつくる
現在地

自分らしくリーダーシップを発揮するには？

「リーダーシップ」を求められているのは感じていても、リーダーとして自信を持てない看護管理者は多いように思います。

そこで、あなたらしくリーダーシップを発揮する方法を紹介します。無理して自分を変えることなく、**自分の特性を活かしながらリーダーシップを発揮できるよう**考えていきましょう。リーダーシップの類型から紹介します。大きく4つに分割して見ていきましょう。

あなたはどのタイプ？「リーダーシップの4分類」

● **カリスマタイプ？ 熟考タイプ？**

［外向型］ カリスマ性と高いコミュニケーション力でメンバーを魅了し牽引する。ポジティブな思考で困難や危機的状況をも前向きにとらえ、人間関係を優先しながらメンバーを巻き込んで成果を出す

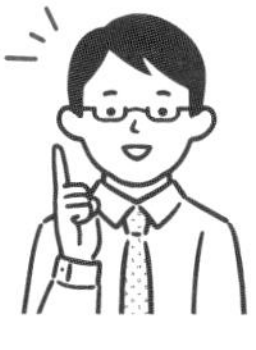

「私はリーダー向きじゃないんです」といった声をよく聞きますが、大丈夫。あなたに合ったスタイルは必ず見つかります

【内向型】思慮深く熟考を重ねた上で判断し、準備や計画で成果を生み出す。クリティカルシンキングが得意で、自分の能力や強みを成果に結びつけながら組織に刺激を与える

●引っ張っていく？　後押しする？

【牽引型】自ら先頭に立ってチームを引っ張る。専門知識が豊富で、実力が伴っているのでメンバーにとって心強い存在

【支援型】後方支援をしながらチームを支える。リーダー自身よりも実力があるメンバーの能力を最大限活かし、成果を生み出すことができる

次ページには、心理学者のダニエル・ゴールマン（※1）の分類も紹介します。

「4つの分類」を組み合わせた4つのタイプ

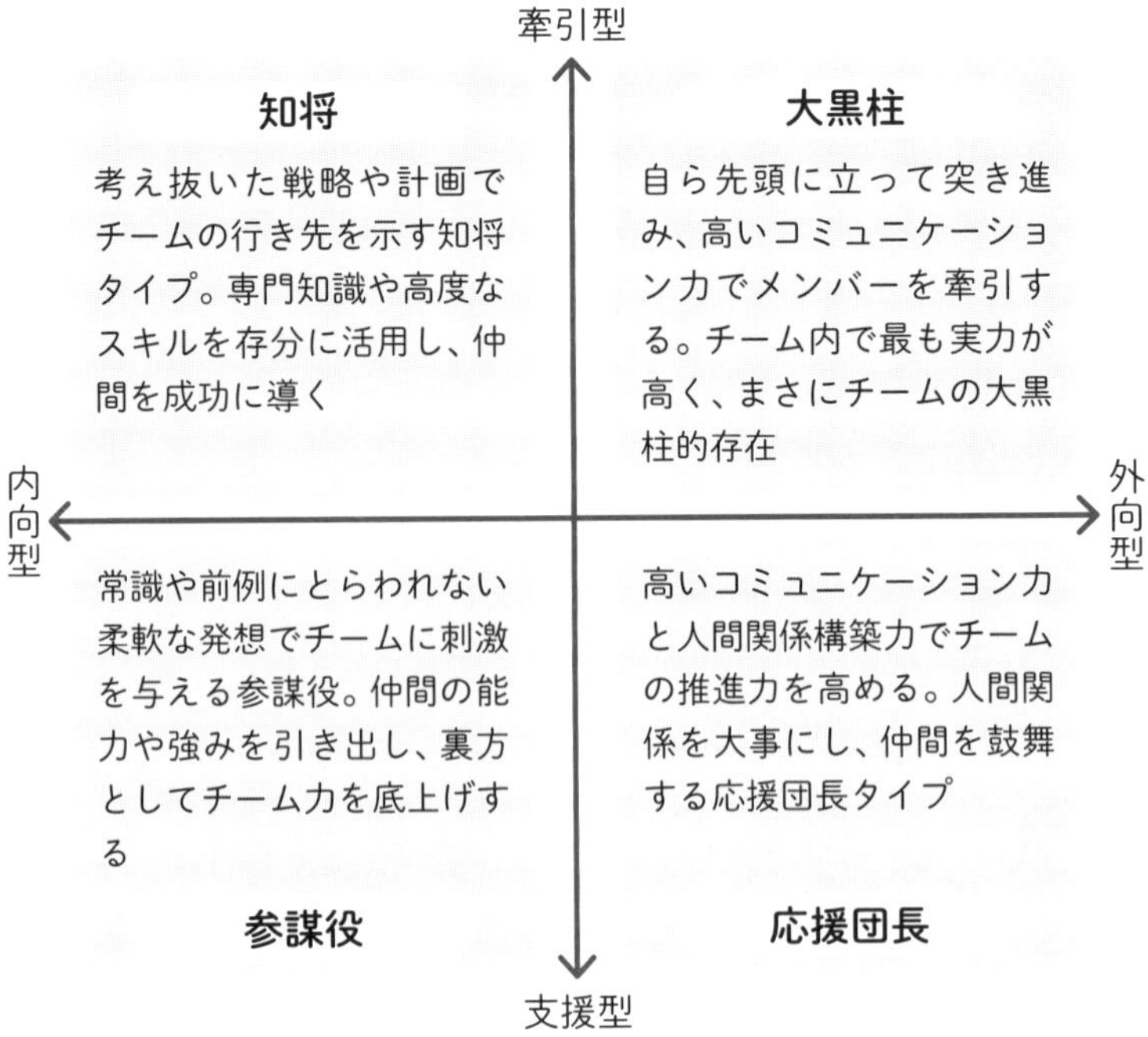

牽引型
知将
考え抜いた戦略や計画でチームの行き先を示す知将タイプ。専門知識や高度なスキルを存分に活用し、仲間を成功に導く
大黒柱
自ら先頭に立って突き進み、高いコミュニケーション力でメンバーを牽引する。チーム内で最も実力が高く、まさにチームの大黒柱的存在
内向型
外向型
常識や前例にとらわれない柔軟な発想でチームに刺激を与える参謀役。仲間の能力や強みを引き出し、裏方としてチーム力を底上げする
高いコミュニケーション力と人間関係構築力でチームの推進力を高める。人間関係を大事にし、仲間を鼓舞する応援団長タイプ
参謀役
応援団長
支援型

ゴールマン提唱の「６つのリーダーシップ」

❶ ビジョン型リーダー

共通の目的地（ビジョンの実現）に向けてメンバーを導く。過程はメンバーの自主性に任せ、個人の強みを活かしながらチームの一体感を生み出す。ただし、理想の押しつけにならないよう注意が必要

❷ コーチ型リーダー

メンバー一人ひとりのコーチ役となり、個々の成長や目標達成を後押しする。メンバーのモチベーションは高く保てるが、大所帯だとリーダーの負担が大きい

❸ 関係重視型リーダー

チームの人間関係を最重要に考え、いい人間関係から成果を生み出す。メンバーのメンタルは良好に保たれるが、感情の対立から組織目標が達成できない可能性がある

❹ 民主型リーダー

チームメンバーの合意を重視しながら仕事を進める。メンバーの多様性によってチーム全体も多様な変化に対応できるが、合意までに時間を要する場合がある

❺ ペースセッター型リーダー

リーダーが先頭を走り、手本を見せながらパフォーマンス向上を狙う。優秀で前向きなメンバーは実力を伸ばせるが、リーダー任せにならないよう注意が必要

❻ 強制型リーダー

リーダーが細やかで明確な指示を出すことで目標達成を狙う。緊急事態への対応やメンバー全員が未熟な場合に特に有効だが、メンバーの自立を阻害する可能性がある

ダニエル・ゴールマン他『EQリーダーシップ』（日経BPマーケティング、2002年）参照

※1　Daniel Goleman（1946-）　E Q（Emotional Intelligence Quotient：こころの知能指数）を提唱してきた心理学者

管理職自身が、自分らしく活躍できる土台をつくる

ひと口にリーダーシップの発揮といってもさまざまなタイプがあることがおわかりいただけたでしょうか。こうしたリーダーシップの分類を参考に、あなたらしいリーダーシップを見つけ、磨いていきましょう。

まず、自分の性格や特性などを考慮しながら、あなたの理想とするリーダー像を描いてみましょう。どんなタイプなのか、どんな特徴を持ち合わせているのか、どんな関わり方でメンバーを導いていくのか、そのリーダー像を書き出してください。

次に、その理想のリーダー像を実現するために、どんな知識や能力が必要なのかを考えてください。思考力や行動力なども含めて書き出していきましょう。

最後に、その知識や能力を「いつまでに」「どこで」「どのように」身につけるか、計画を立てましょう。たとえば、期限を決めて読書をするのもいいですし、セミナーや勉強会を探して参加するのもいいでしょう。

改めてお伝えしますが、あなたの頭の中で固定観念化した古くありきたりなリーダーシップではなく、**あなたの特性や能力を十分活かせるようなリーダー像**を追い求めてください。そのほうが無理なく、自然体でリーダーシップを発揮できます。

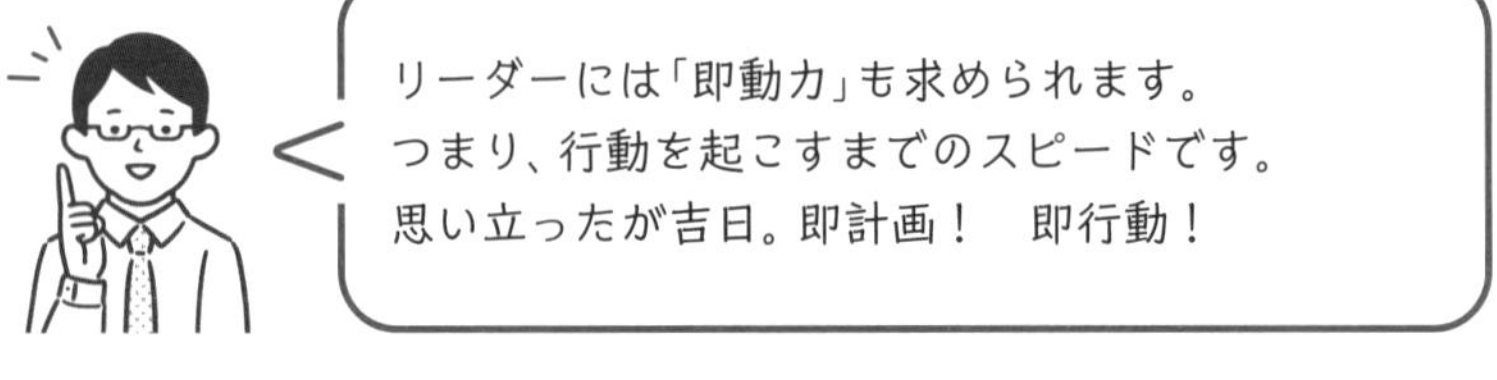
リーダーには「即動力」も求められます。
つまり、行動を起こすまでのスピードです。
思い立ったが吉日。即計画！　即行動！

〝ワクワクさせてくれるリーダー〟に人はついていく

自分勝手な振る舞いや高圧的な態度もメンバーが離れていく要因ではありますが、リーダーが孤立する一番の要因は、「メンバーの心をつかめない」ことです。

逆に、メンバーが自らついていきたいと思うリーダーは、「目的地設定」が上手です。つまり、**メンバーの心をつかんで離さないような目的地を設定することが大事**なのです。

では、どのようにすれば、魅力的な目的地が設定できるのでしょうか。

まず一番必要なのは**「ワクワク感」**です。

業務改善でも、組織変革でも、〝ワクワク感〟がなければ、単に負担が増えるだけととらえられ、面倒くさいと思われても仕方ありません。反対に、その先にワクワクする未来が待ち構えていると思うことができれば、多少の手間がかかっても文句は出ないでしょう。

では、どのようにすればみんながワクワク感を抱いてくれるのでしょう。その答えは、**メンバー一人ひとりの働く目的**にあります。自分が働く目的と、組織やチームの行き着く先が同じか、近いところであれば、「ついていきます！」と思いやすいですよね。

「あなたは何のために働いているの？」

普段は話しにくいテーマかもしれませんが、このような一歩踏み込んだ話も積極的にしていき、一人ひとりの働く目的を鑑みながらチームの目的地を設定していきましょう。

これからのリーダーは「誰ひとり置き去りにしない」

ここで一度、あなたの部署やチームについても実際に考えてみてください。あなたの部署（チーム）はどこへ向かうべきですか？　なぜそこを目指すのでしょうか？

「一人ひとりの働く目的」が大事と述べましたが、チーム全体のバランスも見なくてはいけません。ここで強引なまでの牽引力を発揮しても、最近のように多様化した価値観や考え方のもとでは、人はついてこないでしょう。組織力を発揮していくためには**「全員の合意」**が必要となってきます。

もちろん簡単なことではありませんが、賛否に偏りのある状態よりも全員が一致して行動できる状態の方が組織としての推進力は高まります。そのためには、**「全員が納得できる目的地」**が旗印となるはずです。ついて来る人だけついて来ればいいという考え方ではなく、誰ひとり置き去りにせず、全員が合意できるような目的や目標を考え抜きましょう。そして、全員が合意できるように言葉を尽くして説明しましょう。

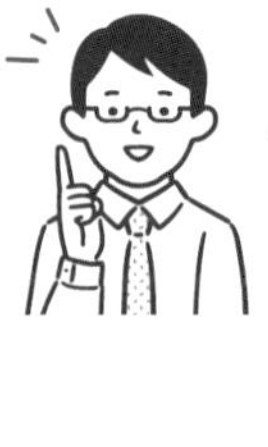

「もし、自分が部下だったとして、今の自分についていくか？」と自問自答してみてください。
何かヒントが見つかるかもしれません

「メンバーが活躍しやすい仕組みづくり」がマネジャーの真の仕事

リーダーが「目的地を設定する人」であるならば、マネジャーは**「その目的地までの道のりを設定する人」**です。その際は、その道のりで通るべき〝チェックポイント〟もしっかり定めていく必要があります。

つまり、**どこをどのように通ってどこまでいくのかをメンバーにわかりやすく示すこと**がマネジャーの仕事です。

では、ここでもう一度じっくり考えてみてください。あなたが目指したい部署やチームのあるべき姿に対して、どのような道のりが考えられるでしょうか。答えはひとつに限られるものではありません。自由に発想して、さまざまなルートを考えてみましょう。

チームに「働く喜び」と「生産性」を両立させる

メンバー全員が目的地に確実に辿り着けるようにするためには、**わかりやすい指標**をつくる必要があります。大人数で旅行をする際の「旅程表」をイメージしていただければわかりやすいでしょう。何時にどこに集合して、どの交通機関でどこまで行き、さらに乗り継いで最終目的地まで辿り着くという、あの旅程表です。

組織マネジメントにおいては、各段階における**「目標」**がそれに該当します。

つまり、マネジャーの重要な役割は、適切な**「目標管理」**ということになります。「目標管理」とは、目標を使って生産性の高い組織を運営することです。言い換えると、**目標を使ってメンバーが活躍しやすい環境をつくること**といえます。

部署やチームに一体感をもたらし、みんなのモチベーションを上げ、一丸となって掲げた目的地に辿り着くためのチェックポイントを設置していくのです。

そのために、「目標設定の5つのポイント」をおさえておきましょう。

メンバーのモチベーションが上がる「目標設定」の仕方

目標にも「いい目標」と「悪い目標」があります。その違いは**達成に向けてモチベーションが上がるかどうか**です。

抽象的な目標は理解しやすいですが、達成基準があいまいで、どこまでやればいいのかわからずモチベーションが上がりません。それに対して、具体的な目標は達成基準が明確なた

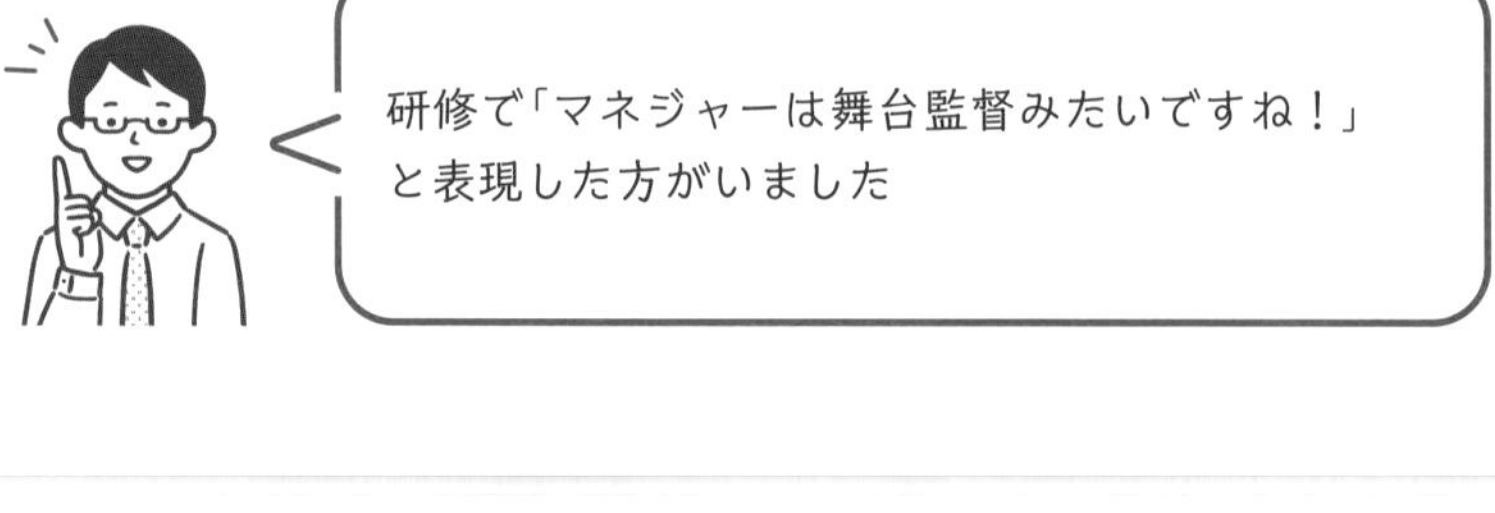
研修で「マネジャーは舞台監督みたいですね！」
と表現した方がいました

め、あとどれくらいで達成できるのかを推し量れ、達成に向けて最後のひと踏ん張りができるのです。

他の要素も踏まえて、いい目標にするための5つのポイントを下に紹介します。

たとえば、「コミュニケーションをよくしよう」という目標はどうでしょうか？　シンプルでわかりやすいですが、実はこれは悪い目標の代表例です。

よい目標にするなら、たとえば、「会議では、ひとり1回は発言する」や「全員が1日3回報告・連絡・相談を行う」などが考えられます。

下の5つのポイントに照らしてみると、目標が数値化されているため、自分が達成したかどうかがわかりやすく、計測もしやすいですね。自分の行動に基づいているので他の誰かのせいにもできません。意識すれば達成可能なレベルですし、その都度やるべきことです。

このように「SMART」な5つのポイントをおさえて目標を設定していきましょう。

「メンバーから納得を得られやすい目標」のポイント

❶ 具体的でわかりやすいこと（Specific）

❷ 達成率が計測可能であること（Measurable）

❸ 具体的な行動を基にしていること（Action oriented）

❹ 達成が現実的であること（Realistic）

❺ 今やるべき取り組みであること（Timely）

「SMART」な目標設定を！

「目的」と「目標」と「手段」を間違えない

明確化された「目標」はわかりやすいがゆえに、注意すべきこともあります。

それは**目標を達成することに固執し過ぎないこと**です。「せっかく立てた目標なのだから、目標達成にこだわるべきでしょう」という声も聞こえてきそうです。

しかし目標にこだわり過ぎて、本来の目的を見失ってしまっては意味がありません。

「目的」とは**「何のために？」**という問いに対する答えであり、その取り組みや行動をするための動機そのものです。

「目標」とは、目的を果たすにあたって**「どこまでやるのか？」「どのレベルを目指すのか？」**といったゴールラインのことです。

そして、「手段」とは、目標をクリアするために**「何を、どのようにするのか？」**といった具体的な手立てのことを

「目的」と「目標」と「手段」の違い

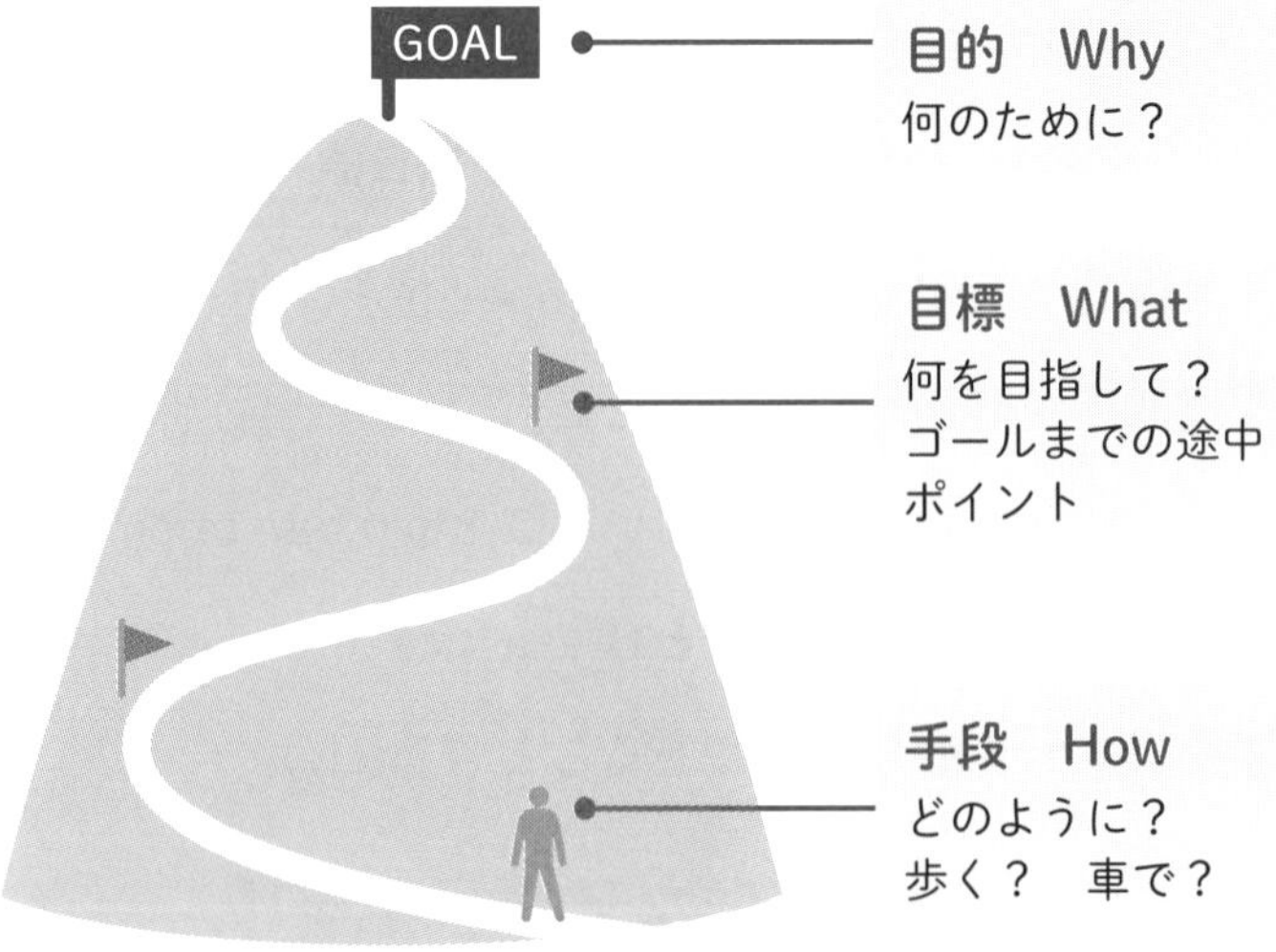
GOAL
目的　Why
何のために？
目標　What
何を目指して？
ゴールまでの途中ポイント
手段　How
どのように？
歩く？　車で？

いいます。

時々、この3つの違いを理解せず、いつの間にか「目標」や「手段」が「目的」に置き換わってしまっているリーダーがいます。「目標」を達成することに躍起になってメンバーが疲弊し、離職してしまったら「目的」は到底果たせないですね。いつでも**「目的」を忘れないことが何より重要**なのです。

COLUMN

役割がなぜ大事なのか

役割がなぜ大事かと問われたら、あなたは何と答えますか？

私は3つあると考えています。それは、①責任の所在を明確にするため、②連携を強化するため、③やりがいを実感するための3つです。

これらはどれも大切なのですが、3つ目の「やりがい」は特に重要です。所得が上がりにくい状況や、所得が上がっても物価高などで相対的に豊かさを実感できない状態になると、収入面でのやりがいは感じにくくなります。そのため、仕事そのものにやりがいを感じることが心の安定にもつながります。

役割を明確にして、「私の仕事」「私の領分」を自覚することで、働きがいのある環境をつくり上げていけるのではないでしょうか。

「目標管理ツール」を活用して生産性を高める

目標を使って生産性の高い組織を運営する具体的な方法をふたつご紹介します。ひとつは「OKR」、もうひとつは言わずと知れた「KGI・KPI」です。

「OKR」——大胆な目標を達成する方法

OKRとは、「Objectives and Key Results」の略で、組織や個人の目標設定とその達成状況を管理するフレームワークです。看護現場のように、理想がかなり高く、かつ、目標を定量的に設定することが難しい場合、この目標管理手法はとても適していると思います。

OKRマネジメント最大の特徴は、**「目標の達成水準を60～70％に設定する」**ところです。次に紹介するKGI・KPIに関しても、それ以外の目標に関しても、通常立てた目標を完遂すること、つまり100％達成を目指しますが、OKRは違うのです。

「立てた目標の100％達成を目指さないなんて意味があるのか？」と思うかもしれません

が、ここがポイントなのです。

たとえば、「すべての患者が安心して過ごせる病院」を目指そうと目標を設定したとします。通常、このようにあまりにもハードルが高く、ほぼ実現不可能な目標はスローガンとして掲げたとしても明確な目標にはなり得ず、結果として、形骸化しがちです。その高い目標を形骸化させずに追い続けるために、「インシデント０件」「クレーム０件」「患者満足度１００％」といった**「主要な成果」（Key Results）という具体的な数値や結果を設定し、取り組む**のです。

繰り返しますが、重要なのは「達成水準60~70%を目指す」ということです。また、期間は短めに設定して、目標の宣言と進捗報告をこまめにすることも、目標を形骸化させないためのコツです。

ＯＫＲの一番の狙いは、**高い目標にチャレンジし、本当に目指したい理想に近づくこと**です。理想に近づくことによって、ワークエンゲージメントが高まったり、チーム内

OKRマネジメント

目　的　高い目標を掲げ、全員で目標達成に向けて計画を遂行していく

メリット
- チーム内の連携強化
- 目標に制限されない
- ワークエンゲージメントの向上
- 業務効率の向上

期　間　1～3カ月

達成水準　60～70%

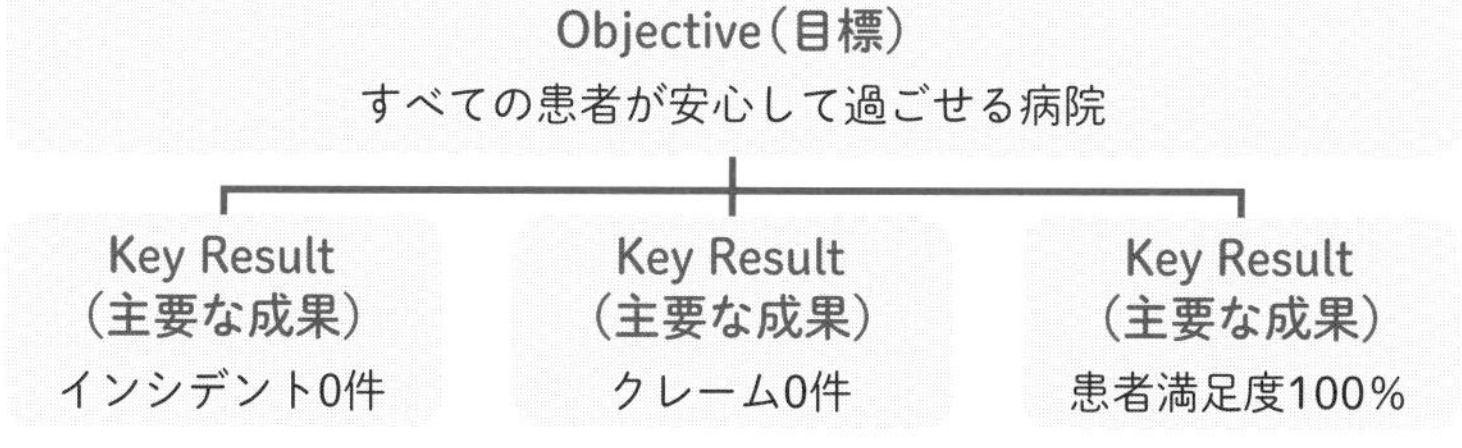

の連携がさらに強化されて業務効率も高まったりといったたくさんのメリットがあるのです。

ときに、目標というのは〝天井〟になる場合があります。私は以前営業職をしていたのですが、営業部員の多くはその月の目標売上を達成したら、さらに売上アップが可能であってもそれ以上の売上を望まなくなるのです（さらに過酷な目標を課せられる可能性もありますから）。

その点、最初から１００％達成が難しい目標を掲げておくと、目標による制限がなくなり、理想の追求が可能になるのです。

「ＫＧＩ・ＫＰＩ」——確実に目標を達成する方法

ＫＧＩは「Key Goal Indicator」の略で「重要目標達成指標」、ＫＰＩは、「Key Performance Indicator」の略で、「重要業績評価指標」という意味です。ＫＧＩ・ＫＰＩは、

KGI・KPIマネジメント

目的 目標に対して、業務プロセスが適切に進行しているかどうかを測る

メリット
- 目標の可視化（数値化）
- 達成が測りやすい
- モチベーションの向上
- 達成するたびに雰囲気が向上

期間 6カ月～1年　**達成水準** 100％

Key Goal Indicator（重要目標達成指標）
クレーム発生率を前年比50％に抑える

Key Performance Indicator
（重要業績評価指標）
患者満足度50％改善

Key Performance Indicator
（重要業績評価指標）
検査の待ち時間50％減

大きな目標（KGI）に対して、きちんと適切に進行しているかどうかをチェックする中小目標（KPI）を設定して、確実に達成を目指すための手法です。

ポイントは、きちんと数値化して、達成の可否や進捗を測れるようにすることです。わかりやすい指標を設定すれば、モチベーションアップにも繋がります。適切な目標を設定して、達成の機会をたくさんつくるとチームの雰囲気も明るく前向きになります。

「人」ではなく「仕組み」を管理すると心得よ

最後に、リーダーシップの権威であるウォレン・ベニス（※2）の言葉をお伝えします。

> 管理されたい人などいない。人は率いてほしいのだ。世界的マネジャーなど、聞いたことがない。世界的リーダーならある（※3）

マネジメントは、「管理」という意味ですが、決して「人を管理する」のではありません。メンバーは、よりよく働けるよう導かれることを望んでいます。

つまり、**気持ちよく働ける環境や、そのための仕組みのほうを管理してほしい**と願っているのです。率先して、働きやすい環境整備に取り掛かっていきましょう！

※2 Warren Bennis（1925-2014） アメリカの経営学者

※3 ウォレン・ベニス、バート・ナナス『本物のリーダーとは何か』（海と月社、2011年）

「部下・後輩の心をつかみ成長を促す」のがメンターの真の仕事

新人や若手の個別指導において、プリセプターシップを導入している病院も多いと思います。プリセプターとメンターの違いは、実は明確にあるわけではありません。主な目的が若干違う程度でしょう。

プリセプターは、新人看護師が業務を覚えて、仕事を円滑に行えるようになるための技術指導を行うことが主な目的で、それに付随する悩みや困りごとの解決をサポートします。

それに対して、メンターは**キャリアデザインや、働き方に関する悩みや困りごとを解決するサポート、目標達成に向けてメンバーの成長を後押しすること**が主目的で、その過程で具体的な技術指導も行います。

また、プリセプターは新人を対象とすることがほとんどで、メンターは新人から若手を対象とすることもあります。

「相談しやすい人」になるために知っておきたいこと

さて、管理者としての3つ目の役割であるメンターとして、部下や後輩の相談にどのように乗るべきか、相談の乗り方について考えてみましょう。相談には大きく分けて、下にあるように3種類あるといわれます。もう少し詳しく説明していきましょう。

①ただ聞いてほしい

具体的な解決策がほしいというよりは、ただ聞いてほしいということはよくあります。言語化することによって、思考と感情を整理することができ、話しているうちにだんだん気持ちが落ち着いて前向きになれます。

こういった相談には、**「親」**のような気持ちで乗りましょう。多少話がわかりにくくても、最後まで寄り添ってただうなずき、相づちを打って、聞き役に徹しましょう。

②適切な助言がほしい

相手は直面している悩みやトラブルについて具体的な方法論や解決策を知

相談において部下が上司に期待していること

❶ ただ聞いてほしい
➡「親」のように寄り添う

❷ 適切な助言がほしい
➡「師匠」のように具体的な解決策を示す

❸ 励まし勇気づけてほしい
➡「親友」のようにそっと背中を押す

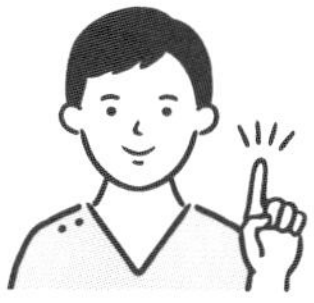

りたがっています。こういった相談には、**「師匠」**のように、その道の専門家として具体的な解決策を示してあげましょう。

ただし、話の途中で相手の胸中を勝手に判断して、アドバイスをし始めると、相手は「最後まで聞いてくれない」「ちゃんと受け止めてもらえない」などと不信感を抱く可能性があります。まずはしっかりと最後まで話を聞き、復唱するなどして、その内容をきちんと理解してからアドバイスをしていきましょう。もし、あなたが答えられない場合や、他に適任者がいる場合は、その人を紹介してあげるといいでしょう。

③励まし勇気づけてほしい

相手はやるべきことはわかっているのに一歩がなかなか踏み出せず、誰かに背中を押してもらいたいと思っています。こういった相談には、**「親友」**のように親身になって話を聞きながら、最後に背中をそっと押してあげましょう。

部下や後輩が相談に来たときには、これらの3つのうち、どのような相談内容なのかを察知して、**それぞれの〝適任者になったつもりで〟対応する**のがいいでしょう。

ただ聞いてほしいだけなのに、つらつらとアドバイスをしてしまうと、余計なお世話やおせっかいだと思われてしまい、関係性を崩してしまいかねません。同様に、適切なアドバイスがほしいときにただ聞くだけとか、根拠もなく励ますだけになってしまうのも避けましょう。

「この人のようになりたい!」と思われていますか?

部下が相談に来るということは、何かしらの不安を抱えているということです。不安というのは、本人は的確にとらえられていない場合が多いのです。

たとえば、「患者の処置に関する不安がある」と口にしたとしても、その裏に「私は看護師としてやっていけるのだろうか」という将来的な悩みを持っている場合があります。

このように「小さな悩み」と「隠れた大きな悩み」がある場合、小さな悩みをその都度解消しているつもりでも、何かのきっかけで堰《せき》を切ったかのように、大きな悩みが爆発する可能性があります。

そうならないためには、普段から**「言葉に出た悩み」だけでなく、その背後につながっているいる悩みがないか**もあわせて聞くようにしましょう。

特に、将来像やキャリアに関すること、ワークライフバランスに関することで悩んでいないかは気を配ってあげるといいでしょう。

このような悩みは看護管理者であるあなたも経験してきたと思います。もしかしたら部下や後輩は、今まさに同じような悩みを抱えているかもしれませんね。

それを「実体験」として、リアルに伝えてあげることで、部下や後輩は成長の糧《かて》にしてくれるでしょう。

「ああしなさい」「こうしなさい」といったアドバイスは、押しつけがましくなったり、余計なお世話になったりする場合もありますが、「私の場合は、○○だったよ」と実体験に基づいた自己開示をすることで、親密度も高まり、心に届くのです。

成長を後押しするというのは、直接的に相手を操作することではなく、**部下や後輩が「○○さんのようになりたい（やってみたい）」と思えるような間接的な支援を心がけること**が大切なのではないでしょうか。


本人も気づいていない“大きな悩み”を解決できるかも!?

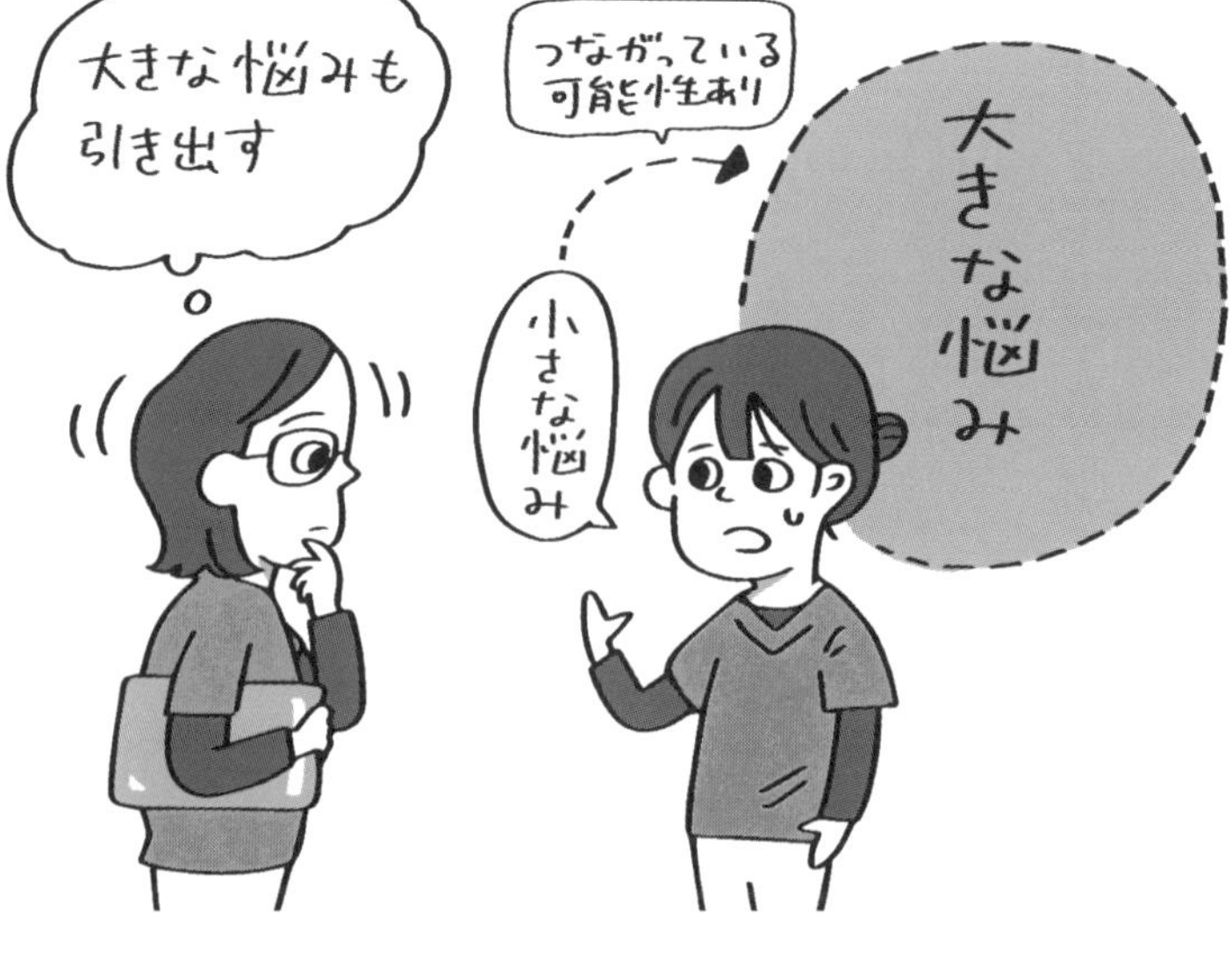

大きな悩みも引き出す
つながっている可能性あり
小さな悩み
大きな悩み

まとめ

最近の若い人の「仕事への期待」が変化しているそうです。具体的には次のような変化があるといわれています。

- 給料をもらうためではなく、働く目的を求めている
- 実際に行う仕事への満足度ではなく、成長を求めている
- 組織のヒエラルキーではなく、互いに尊重し合える対等な関係を求めている
- 定期的な人事評価（人事考課）ではなく、日常的な会話や承認を求めている
- 弱点を克服するような指摘ではなく、強みを伸ばせるような助言を求めている
- 給料などの条件面ではなく、人間関係のよさなど働きやすさを求めている

これからのリーダーは「ボスではなく、コーチであるべきだ」とすすめる書籍も多くあります。強制ではなく、**思わず動きたくなるような目的地とルート**を考えていくことが求められているのではないでしょうか。

受講者の声

- 自分も含めて、すべてのスタッフには役割があり、それを伝えていくことが大切だと学べた
- 「この人に導いてほしい」と思われるように、自分が成長することが大事だと感じた
- 目的、目標をきちんと理由とともに説明していこうと思った
- 管理職として、何が足りないのかをいつも考えていたが、受講して答えが見えてきた
- チームとしての本来あるべき姿を、もう一度じっくり考えてみたい
- 「人を率いる」と「仕組みを管理する」を意識したい
- 自分より能力の高い部下との関係に悩んでいたが、支援型リーダーのあり方を参考にいい関係を築きたい

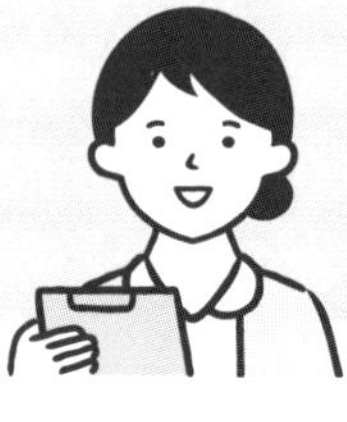

PART

5

意思疎通マネジメント

人と組織を強くする
「リーダーのための
コミュニケーション術」

本章のねらい —— コミュニケーションエラーをなくして看護の質を高めるために

私たちは誰もがコミュニケーションの重要性を知っているにもかかわらず、学校の授業などできちんと教わる機会はありません。みんなそれぞれ経験を積み重ねてなんとなく身につけてきています。そのため、コミュニケーションの重要なポイントを知らないまま、〝自分本位のコミュニケーション〟を取ってしまう人も多くいます。

コミュニケーションにおいて重要なのは**「相手に伝わるメッセージ」**です。

自分が話す場合には、**きちんと相手に自分の意図が伝わるか**どうか、自分が聞く側ならば、**「きちんとあなたの話を受け取っていますよ」ということが相手に伝わるか**どうかが重要なのです。

これまで述べてきたように、「やめたくない看護部」をつくるためには、「心理的安全性」を高める必要があります。しかし、過度に対立を恐れて波風を立てないようにすると、今度は伝えるべきことがきちんと伝わらずに困るといったケースがあります。

指摘するべきことはきちんと指摘する、多少緊張感があっても確認を怠らないようにする、立場に関係なく自由に発言する……そういった人間関係のリスクが取れる関係を築かなければいけません。

本章を読み、本当の意味での「いいコミュニケーション」のヒントをつかんで、現場でしっかりと正しい意思疎通が図れるようにしていきましょう。

ズレて伝わるのが当たり前!?

ところで「おでん」と言われてあなたの頭に浮かぶのはどんなイメージでしょうか。鍋に入ったおでんを思い浮かべる人もいれば、串に刺さったおでんを思い浮かべる人もいるでしょう。あるいは、おでんの屋台を思い浮かべる人もいるかもしれませんね。

このように、私たちは聞いた言葉を自分の頭の中でイメージに変換して理解します。見落とされがちですが、**頭の中のイメージは話し手と聞き手でズレる**ことが往々にしてあります。

こうした認識にズレがある状態で仕事を進めたらどうなるでしょうか。

指示がうまく伝わらないためにミスが起きたり、せっかく仕上げてもらった仕事をやり直しさせたりしなければいけない状況になります。こうなってしまうと本当に残念ですね。

コミュニケーションもリスク管理も「大丈夫だろう」ではなく、「ダメかもしれない」を意識しておきたいものです。

リーダーに必要なのは「歩み寄るコミュニケーション」

職場での「会話」は何のためにするのでしょうか。また、どこまで言葉を交わす必要があるでしょうか。つまり、**職場でのコミュニケーションの「目的」と「目標」はいったい何なのでしょうか。**

「仕事を円滑に進めるために、共通理解が得られるまで」とか、「チームワークを高めるために、気持ちを共感できるまで」といったことが挙げられるでしょう。

もう少し抽象度を上げてみると、職場で行う会話の目的は**「任務遂行」**であり、目標は**「誰もが納得できる合意を得ること」**と考えられます。

たとえば、仕事の指示や依頼は、受け手がその内容に合意しなければ引き受けてもらえませんので、できるだけ納得して合意してもらえるように伝えるはずです。結果として、渋々引き受けてもらったり、合意すらしてもらえないこともあるでしょう（目標達成ができなかった状態）。

職場で行うコミュニケーションで看護管理者が忘れてはいけないのは、**合意を取りつける**

ための努力です。具体的に言うと、相手が理解・納得できる言葉や表現を使い、きちんと伝わったかの確認を怠らないようにすることです。

なぜコミュニケーションにこだわるべきなのか

少し面倒に思うかもしれませんが、コミュケーションの精度を上げることで下のような3つのメリットが得られます。

コミュニケーションの影響力は数値化しにくいため、タイムマネジメントや業務改善を行う際には見落とされがちですが、**コミュニケーションの精度によって、作業や業務の効率は格段に上がります**。

日常業務を具体的に思い起こしてもらえれば納得いただけるはずです。指示が確実に伝わることでミスが減り、結果的に時間効率が高まります。

相手にすんなり理解・納得してもらう「話し方のコツ」

先に述べた通り、職場でのコミュニケーションの目的は「任務遂行」であり、目標は**「誰もが納得できる合意を得ること」**です。

密なコミュニケーションの3つのメリット

❶ ワークエンゲージメントが上がる

❷ ミスが減り仕事の効率化が図れる

❸ 関係性がよくなり、チームワークが向上する

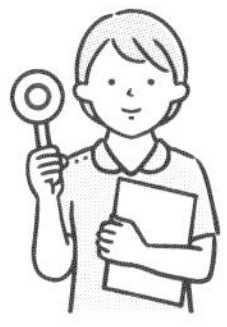

では、私たちが「納得」するためには何が必要でしょうか。アメリカの文化人類学者であるエドワード・T・ホール博士（※1）は、人が納得するためには**「情報だけではなく、その背景が必要である」**と教えてくれています。

たしかに、理路整然とわかりやすくまとめられているだけでなく、その経緯や事の始まりなどが語られると心に響き、納得しやすくなります。わかりやすく論理的にまとめるだけでなく、**心に訴えかけるように感情面にもアプローチすることが大事**ということです。

これに基づいて、仕事の指示を出すことを考えてみましょう。

何かをお願いしたいときに、「○○をお願い！」などと結論しか伝えない人がいます。そうすると、受け手のほうは「なぜ、私なの⁉」「なぜ、今なの⁉」と反発しがちです。

そこで、「私は△△で急に呼び出されてしまったのであなたに○○をお願いしてもいい？」というように理由や背景まで伝えたらどうでしょうか。

「そういうワケなら仕方ない」と納得して引き受けてくれる可能性は高まりそうですね。もちろん、相手との信頼関係があればますます納得が得られやすくなるのは言わずもがなです。

「論理的に話す」以前に考えておきたいこと

実はこのことは約2500年も前から言われていたとご存知ですか？

※1　Edward Twitchell Hall（1914-2009）　アメリカの文化人類学者。異文化コミュニケーションの先駆者

古代ギリシャの哲学者アリストテレス（※2）は、効果的な説得やコミュニケーションを行うためには**「エトス」（信頼性）**、**「パトス」（共感性）**、**「ロゴス」（論理性）**が重要であると著書の『弁論術』の中で説いています。一般的には、「エトス」で最初に信頼を確立し、次に「パトス」で聞き手の感情に訴え、最後に「ロゴス」で論理的な主張や証拠を提示する。それが人を動かす秘訣と提唱しています。

少し思い出してみてください。

「この人の言うことは素直に聞けるのに、なぜあの人の言うことには反発してしまうのだろうか……」と感じたことはないでしょうか。

もしかしたら、その人のことを信頼していなかったのかもしれません。あるいは、その人のことが苦手で共感できていなかったのかもしれません。

わかりやすい話し方や伝わる話し方を学びたいという方はたくさんいらっしゃいますが、私は多くの人は論理的な話し方にとらわれ過ぎているように感じます。

たしかに論理性を磨いて、スッキリわかりやすい話し方を学ぶことは大切です。しかしその前に、**「信頼と共感を高める」こと**を忘れないようにしていただきたいのです。

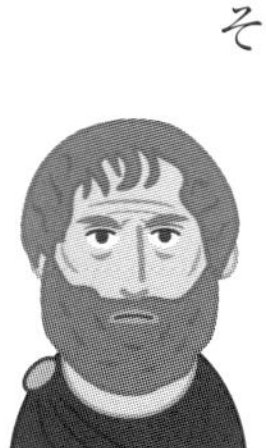

※2　Aristoteles（前384～前322）　古代ギリシャの哲学者。プラトンの弟子。西洋最大の哲学者のひとりであり「万学の祖」ともよばれる

「わかった？」と聞いてはいけない深い理由

「指示」を出したら、相手が理解できたかどうかをきちんと確認することも重要です。

ただし、「わかった？」と聞くことは避けましょう。

たとえ理解があいまいでも「余計な時間を取らせたら悪いな」とか「理解度が低いとバカにされるかも」といった心理的な抵抗感から「わかりました」と答えてしまう可能性が高くなるからです。

「いつから始めたら間に合いそう？」とか「まず何から手をつける？」といった具合に、少し突っ込んだ質問をして、理解度を確認するのがいいでしょう。

相手が納得しやすい「話し方」

相手との信頼関係がある

感情に訴えかけている（背景がある）

内容・伝え方が論理的

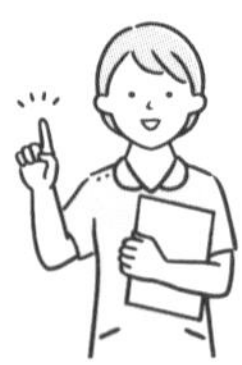

「チームでの合意形成」を得るための心得

指示や依頼など、個人間での合意形成は比較的シンプルですが、複数人が在籍するチームでの合意形成となると難しそうに感じますよね。

しかし、方法としては、個人のそれと同じです。**メンバーが理解しやすいようスッキリ情報と背景を整理して、ていねいに話すこと、気持ちや感情にも配慮すること**を心がけましょう。

ただし、気をつけていただきたいのは、大多数が納得したからといって、**「全員の合意を得られた」としない**ことです。病院全体や看護部全体など数百名を超える規模の合意形成は多数決でなければ議論が前に進みませんが、10～20名くらいであれば、満場一致を目指しましょう。つまり、全員が納得し、合意できるまであきらめないことです。

納得できない人がいたら、ぜひその意見に耳を傾けましょう。もしかしたら、納得した人にはわからない盲点が見えているかもしれません。感情的な反発であれば、そのわだかまりを解消するいい機会になるかもしれません。

いずれにせよ、納得できない人を無視したり、切り捨てたりせず、ていねいに対応することで他のスタッフも「反対意見も聞いてくれる」という安心感を抱いてくれるでしょう。合意形成に必要不可欠な信頼関係が築けます。

対立を推進力に変える「コンフリクト・マネジメント」

チームで話し合いをすると、どうしても意見の対立が避けられない場面もあります。また、仕事の仕方でも対立や食い違いは起こるでしょう。このような対立（コンフリクト）は、どのように解消していけばいいのでしょうか。

まず、コンフリクトを「面倒なこと」や「不要なもの」と考えているなら、その考えを今すぐ捨ててください。たしかにスタッフ間で揉《も》めている場面や言い争っている場面を見かけるのは、あまり気持ちのいいものではありません。しかし、組織運営においてコンフリクトは必要不可欠です。**ないほうがいいものではなく、なくてはならないもの**なのです。

なぜなら、**コンフリクトがない組織は、間違った方向に進むリスクが高い**からです。コンフリクトが起きないということは、みんながまったく同じ考えであるか、言いたいことが

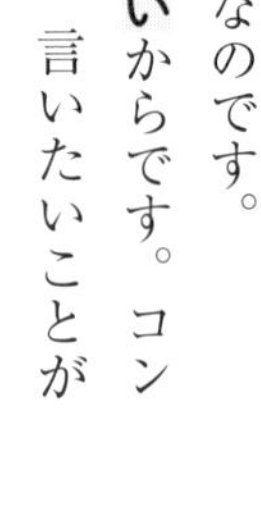

上記の「意見の対立」の他に「感情の対立」があります。こちらは時間をかけて解消する必要があります。焦らず、向き合っていきましょう

あっても言えないかのどちらかです。

どちらにせよ、結果として対案が生まれないことに変わりはありません。対案が出されなければ、全員で間違った方向に進んでしまうこともあります。逆にコンフリクトが起きると、別の角度から現状や結論を再検討せざるを得なくなります。これは冷静に判断し直すいい機会です。

たとえば、脈拍測定の際に直接肌に触れて測るのがいいか、デジタル機器で測るのがいいかで対立したとしましょう（この程度で対立するかどうかはわかりませんが）。

前者の言い分は「肌に触れることで脈拍以外の情報もキャッチできる」で、後者の言い分は「感染リスクを避け、短時間で計測できる」だった場合、どちらにもメリット・デメリットがあるため、時と場合によってどちらが適切かは変わってきます。そのため、放っておくと両者平行線を辿ることになるのですが、実はここが推進力に変えるチャンスなのです。

どちらにもメリットがあることを理解し、そのメリットが活かされるのはどんな状況なのかを話し合うのです。そうすれば、両者とも適切な処置ができる幅が広がりますよね。

コンフリクト・マネジメントは、**対立を避けるためのものではなく、対立を推進力に変えることが**目的です。ちょっとした対立も見逃さず、いい機会ととらえて、両者の言い分を聞き、双方がお互いを理解できるよう、ていねいに話し合いを進めましょう。

今さら聞けない!? 部下への「ホウ・レン・ソウ」の求め方

報告・連絡・相談は業務を行う上で必須であるだけでなく、仕事の成果や生産性にも大きく影響してきます。

さて、適切に報告・連絡・相談を行うために、あなたは普段どのような工夫をしていますか？ そしてその工夫はどれくらい効果を出していますか？ また、部下や後輩からの報告・連絡・相談に満足していますか？ 不満がある場合、どんな方法で解消できそうですか？

ぜひ一度真剣に考えてみてください。

報告・連絡・相談は「ホウ・レン・ソウ」とひとまとめにされることも多いですが、当然それぞれ別の意味合いを持っています。

報告 ―― 必要かつ重要な情報を適切なタイミングで

「報告」は基本的に起こった出来事を伝えることが主目的です。言い換えると、過去の話を伝えるのが報告です。過去の話ですので、あまり時間を置き過ぎると価値がなくなります。**できるだけタイムリーに行う**ことが肝要です。

ただし、起こった出来事をすべて伝えるのもナンセンスです。必要かつ重要な情報を報告するようにしましょう。また、報告対象が上司以外の場合でも直属の上司には報告しておきましょう。上司には監督責任がありますので、「部下が何をやっているかわからない」というのはよろしくないことなのです。

部下・後輩からの報告も、優先順位をつけて、タイムリーに行えるように指導しましょう。

経験が浅いほど優先順位のつけ方があいまいです。最初のうちは、**管理者として報告してほしい内容やタイミングをこまめに指示しましょう**。そのうち「これは報告すべき？　いらない？」などと迷うことがなくなり、こちらの必要な報告が、必要なタイミングで上がってくるようになります。

連絡 ―― 必要な人にいっせいに伝わるように

「連絡」は今現在の状況やこれから起こりうることなどを伝えるのが主目的です。その情報（連絡事項）を知らないがゆえに仕事が滞ったり、ミスにつながったりしては問題です。**必**

要な人には確実に伝わるように、使うツールや方法を考えましょう。

また、できるならばいっせいに伝わるような工夫もしておくといいでしょう。なぜなら、情報の伝わり方にムラがあると、メンバーに不公平感を与えてしまうことがあるからです。

部下・後輩への指導でも、必要な人に、必要なタイミングで、きちんと責任を持って情報を届けるよう注意喚起しましょう。

相談——内容を整理してできるだけ手短に

「相談」の重要なポイントは、**可能な限り手早く終わらせること**です。

相談する側は自分の仕事が滞っている、またはうまく進められないから相談するのです。つまり、生産性が落ちている状態です。一方、相談を受ける側は自分の仕事の手をいったん止めて話を聞きます。つまり、こちらも生産性を落としている状態です。相談する側も受ける側も生産性が低い状態ですので、**できるだけ手早く終わらせる方がいい**というわけです。

相談に乗ることは、管理職にとって業務の一部ですが、より多くの相談を受けるためにも一件あたりの相談時間を短くしたいところですね。

部下・後輩指導の際に、何が知りたいのか、どこで躓《つまず》いたのか、どこまで自分で考えたのかなど、**「相談内容をあらかじめ整理してからくるように」と指導しておく**といいでしょう。

管理者が絶対おさえておきたい「ハラスメント」の基礎知識

ハラスメントは、部下・後輩指導において、最大の懸念事項のひとつかと思います。広義には**「人権侵害」**にあたりますので、撲滅すべき問題ですし、その対策を法律で義務づけられました。

ただ、過剰に恐れる必要はありません。正しい知識を身につけ、適切な職場環境をつくるための必須課題として、前向きに取り組んでいきましょう。

ハラスメントの「種類」と「対策ポイント」

各種ハラスメントについての簡単な概要と、対策ポイントを紹介します（※3）。

これらはきちんと学び、対策を打たなければいけないものですので、本書に記載の内容だけで満足せず、研修やセミナーを受けて身につけてください。

※3　厚生労働省HP「あかるい職場応援団」参照
https://www.no-harassment.mhlw.go.jp/
（2024年４月１日閲覧）

①パワーハラスメント

同じ職場で働く者に対して、職務上の地位や人間関係などの職場内での優位性を背景に、業務の適正な範囲を超えて、精神的・身体的苦痛を与えるまたは職場環境を悪化させる行為をいいます。

対策ポイント 「指導の範疇《はんちゅう》を超えないこと」です。まわりから見て、「あれは行き過ぎだ」と思われないよう、ていねいな言動を心がけてください。

②セクシャルハラスメント（ジェンダーハラスメント）

職場において、相手の意に反する「性的な言動」によって不利益を受けたり、「性的な言動」によって就業環境が害されることです。

対策ポイント 職場で不必要な「性的な言動」をしないことです。また、同性同士でもセクハラが成立しますので、相手が誰であれ許されるものではないと自覚しましょう。

③マタニティハラスメント（パタニティハラスメント・ケアハラスメント）

妊娠、出産、育児などを理由として不利益な取り扱いをすることです。または、妊娠、出産、育児をしている方に対するパワハラやセクハラも含みます。

対策ポイント 過度な配慮も本人が「不利益を受けた」と思えば成立する可能性があります。きちんと話し合い、合意の上で仕事を任せたり、休みを調整したりすることが大切です。

④カスタマーハラスメント（ペイシェントハラスメント）

患者（やその家族）が病院や医療従事者に対して理不尽なクレームをつけたり、不当な言動をしたりすることをいいます。また、患者からのパワハラやセクハラも含めて、カスタマーハラスメントとする見方もあります。

対策ポイント どんな言動をされたときにどのような対応を取るのかをきちんとマニュアル化して、毅然とした対応を取れるようにルールづくりを進めましょう。

大切な部下や後輩をハラスメントから守るために「やるべきこと」

職場でハラスメントに気づいたら、**見て見ぬふりをせず、適切な対応を心がけましょう。**残念なことに、ハラスメントの加害者は無自覚であることがほとんどです。「あれがハラスメントに該当するとは思わなかった」と釈明する姿はニュースなどでよく見かけますね。看護管理者は自分が加害者にならないように気をつけながら、大切な部下や後輩をハラスメントから守る手立ても考えておきましょう。

ひとりで悩ませない

被害者がひとりで抱え込んでしまうと、ハラスメントがエスカレートしたり、メンタル不調に陥ったりします。被害に遭ったらすぐに相談に来られるよう、日頃から声かけをしておきましょう。また、それ以外にも職場のハラスメント相談窓口、第三者機関の市や都道府県、労働基準監督署の相談窓口があること、その連絡先も周知しておきましょう。

現在、職場に相談窓口がない場合、どう対応するか管理者同士で話し合っておきましょう。

可能な限り被害者と加害者の距離を離す

ハラスメント被害の相談があったら、勤務時間をずらしたり、持ち場を変更したりするなど、できるだけ速やかに接触機会を減らすような対策を打ってください。

加害者は必ずしも被害者に悪意を持っているとは限りません。そういう場合は特に、物理的に距離を取ることで被害を避けることができます。

記録をつけさせておく

ハラスメント被害の記録は相談する際にも、場合によっては訴訟を起こす際にも役立つ情報になります。下記のポイントをおさえて記録させるようにしましょう。

①いつ、どこで、誰から、どのように被害を受けたのか？
②いつから始まり、いつまで続いたか？（継続期間）

③自分の行動及び相手の反応（被害状況）
④目撃者の存在
⑤身体的被害の有無

タブー視しないことがハラスメント対策のキモ

「ハラスメント」は、部下・後輩との関係を築く上でもはや無視できないキーワードです。また、「やめたくない看護部」をつくる上で必須の課題でもあります。せっかくやりがいを感じた仕事をハラスメントであきらめさせるようなことはあってはなりません。

組織内のハラスメントはもとより、患者など外部からのハラスメントも徹底してなくすよう策を講じていきましょう。

しかし、過剰に怖がる必要はありません。適宜、最新の情報（特に事例）を入手しつつ、自分たちの現場を見渡して該当することがないかチェックし、未然に防げるように対処していきましょう。

また、管理職同士でハラスメントに関する意見交換も定期的に行っていただくといいでしょう。**ハラスメントのようなネガティブな印象がある内容こそ、タブー視せずに積極的な情報共有を図ってください。**

「アンガーマネジメント」でパワハラを防止

言うことを聞いてくれない部下についカッとなって声を荒らげてしまい、後悔したなんてことはありませんか？　看護管理者からの「私だって怒りたくて怒っているんじゃないんです」という声をよく耳にします。

そもそも、「怒り」の原因はどこにあると思いますか？

「怒りの正体」とは何でしょうか？

あなた自身が「怒る」と決めている!?

「相手が私を怒らせた」「相手の態度が気に食わなくて苛立った」と言ったりしますが、実は怒りの原因は相手にはありません。

自分が「怒る」と決断しているのです。実際、相手はあなたを怒らせる気などないことも多いでしょう。相手の意図は関係なく、あなたが自分で「怒り」を持ち出すのです。

そもそも私たち人間は他者とうまくつき合うために**感情を意図的に使用する**ものなのです。非言語コミュニケーションの一種だと思っていただければいいでしょう。

たとえば、3歳の子どもがスーパーのお菓子売り場で泣き喚いている姿を想像してください。お母さんに「今日はお菓子は買わないからね」とたしなめられたことが悲しくて泣いていると思いがちですが、そうではありません。この子どもは、泣いてお母さんの同情を引き、お菓子を買ってもらうために悲しみの感情を持ち出し、泣いているのです。

その証拠に、お母さんが折れて「仕方ない。今日だけね」と好きなお菓子を選ばせると、子どもの表情は一瞬で満面の笑みに早変わりしていますよね。今度は喜びの感情を持ち出して、お母さんの行動を正当化するためです。

このように、私たちは無自覚ながら、**まわりの人に訴えかけるために感情を持ち出しているのです**。

怒りに話を戻しますと、**怒りっぽい人は高圧的な態度を取って、力ずくで相手の行動をコントロールするために怒りの感情を持ち出す**のです。

怒りっぽい人の特徴として、コミュニケーション能力が低い（語彙力がない、表現力が低い）、多くの劣等感を抱えている、自制心や忍耐力がない、自己中心的、承認欲求にとらわ

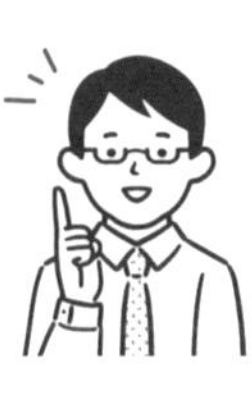

たとえば、子どもを怒っている最中に来客があったら、一瞬で通常モードで応対しませんか？　これこそ怒りをコントロールしている証拠です

れている、これまでに怒りの感情で相手を屈服させてきた経験を持っているなどが挙げられます。

「怒りに振り回されなくなる」3つの方法

怒りの感情に振り回されないためには、**怒りを使わないですむ方法を学ぶこと**が最重要です。

まずは、怒りをガマンしたり、気持ちを抑えつけたり、自分を卑下したりしないことです。なぜなら、自分を抑圧すると、その反動で他者のせいにしたくなり、怒りの感情を爆発させてまわりの人すべてを屈服させたくなってしまうからです。**「ああ、自分は怒っているな」と感情をそのまま受け入れましょう。**

そして、怒りに振り回されないようになるためには、感情ではなく理性を使うように心がけましょう。

どんなに激しい怒りも、怒りのピークは「6秒」だといわれています。その6秒さえ乗り切れば、衝動的な行動を起こしにくくなります。「1、2、3……」と頭の中で数を数えてもいいでしょう。そして気持ちが落ち着いたのち、論理的に考えられると、気持ちの昂《たかぶ》りはおさまります。

そして、**「怒りの感情を使って相手との関係にヒビを入れてもいいのかどうか」を冷静に考えてみましょう。**きっと、怒りの感情を使うことが得策ではないと気づけますから。

さらに具体的な方法を3つ紹介します。

❶「相手にも事情がある」と考える

他者を怒りで屈服させたとしても、意見や意思を変えることはできません。特に、暴力的解決（暴力、怒鳴る、論破するなど）は反発を強めるだけです。

相手を変えさせようとするのではなく、相手の意見や態度を冷静に受け止めるようにしましょう。ただし、肯定する必要はありません。**ただ、相手はそう考えたのだ、相手にも事情があるのだと理解できればいいだけです。**

たんたんと“受け止めるだけ”でOK

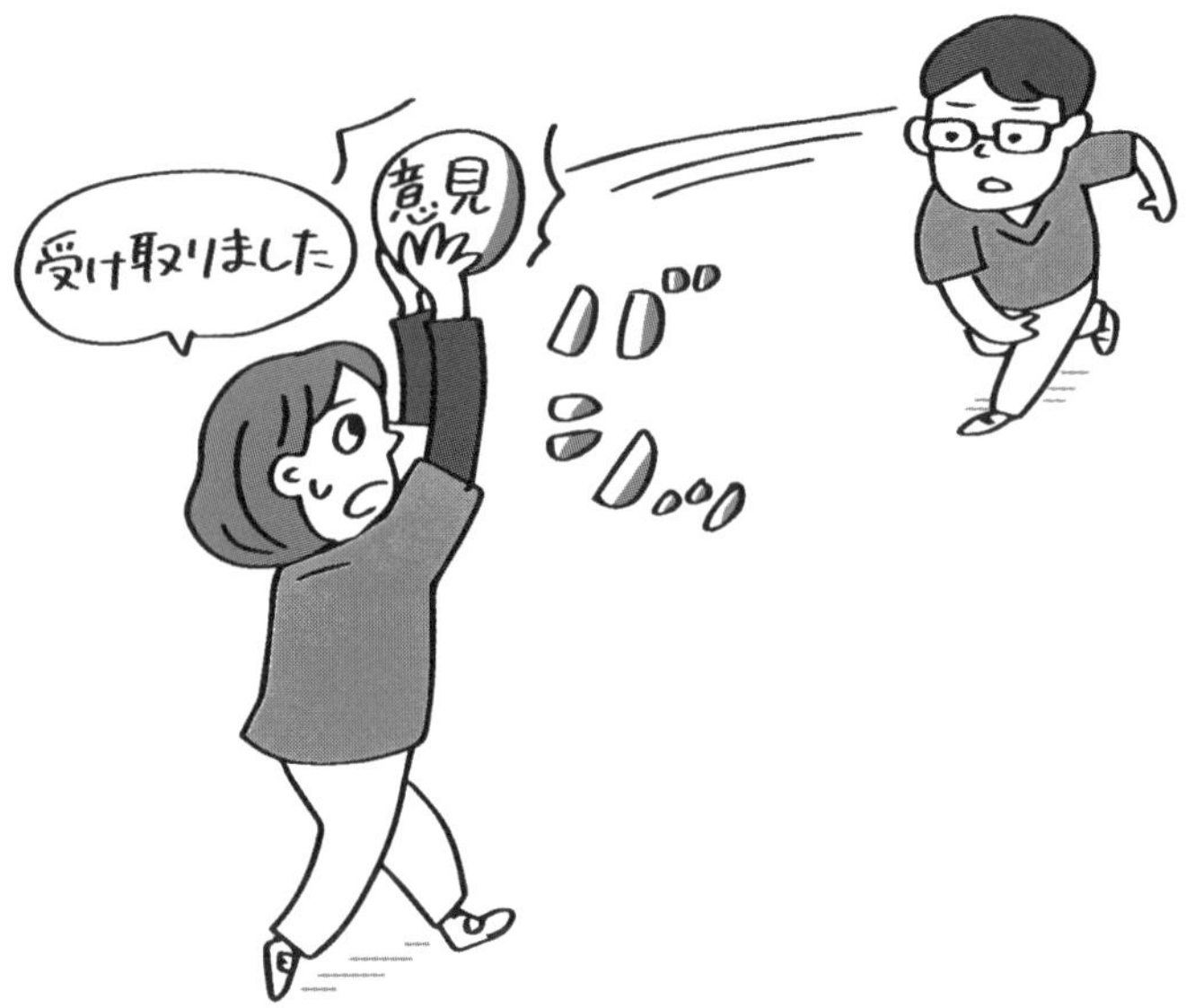

❷「一番大切なことは何か」を思い出す

根本的な解決には、信頼関係や協働関係の構築が最も効果的です。たとえば、患者への処置の仕方をめぐって意見が合わず苛立ったとしましょう。しかし、お互いに「患者に最適な看護を提供したい」という目的は同じはずです。ただ、その過程における最適解が何なのかという考え方に差があったというだけです。

目的が同じだということを確認して、それぞれの持論を冷静に話し合って関係性を築き直せれば、怒りの感情を使わずに建設的な話ができるはずです。

❸「課題の分離」を徹底する

自分の言動と相手の感情、相手の言動と自分の感情に線引きをすることを**「課題の分離」**といいます（アドラー心理学）。

相手が何を言おうが、どんな態度を取ろうが、**「私は怒りの感情を使わない」と決断すればいい**のです。

私の感情は私がきちんとマネジメントするのだと心に決めてください。

COLUMN

そのイライラはどこからくるのか？

部下や後輩、あるいは他部署の人たちにイライラすることはありませんか？

一緒に仕事をする仲間ですから、穏やかな気持ちで接し、お互い協力して仕事をしていきたいと思いながらも、なぜイライラしてしまうのでしょうか。

その答えのひとつに**「役割期待のズレ」**があります。「役割期待」とは、「相手にやってほしいと期待していること」(※3)です。

たとえば、「わざわざ言わなくても、当然やっておいてくれるだろう」と思っていた仕事を部下がやっていないことがわかったとき、どんな気持ちになるでしょう？

「なぜそんなこともできないんだ！」とイライラすることもあるでしょうし、「〇〇さんは気が利かない人だ」とか「〇〇さんは仕事ができない人だ」というレッテルを貼ってしまうかもしれません。

では、このイライラをなくすにはどうするのがいいでしょう？

「相手が私をイライラさせてくる」と考えていると、あなた自身ではもうどうしようもありません。特に相手に悪気がない場合は。そんなときは、役割期待を整理することをおすすめ

※3　水島広子『対人関係療法で改善する　夫婦・パートナー関係』(創元社、2011年)参照

します。

具体的には、**「わたしはまわりの人たちにどんな期待をしているのだろう?」と考えてみること**です。

「上司には○○してほしい」とか「部下は○○であってほしい」など、具体的に期待していることを書き出してみてください。

自分でも気づかないうちに相手に「役割期待」をしていることがわかるかもしれません。

そして、**それは自分が勝手につくり上げた理想像**だと思えば、相手に期待を裏切られたと思うこともなくなっていくでしょう。

まとめ

コミュニケーションは双方向で行うものですので、どちらかが一方的に悪いといわれるような事態は起こりにくいものです。

しかし、私たちはつい**「相手が悪い」（相手の理解力がない、説明力がないなど）と思ってしまいがち**です。でも、相手を変えることはできませんから、自分ができる工夫をしていくほかありません。本章でご紹介した中から、すぐにできることから取り組み、意思疎通を円滑にできるよう工夫してみてください。

日本語は主語を使わずに話すことができる言語です。そのため、私たちは日常会話において主語を使わずに話すことが多々あります。便利である一方で、「誰の話？」「何についての話？」と混乱や誤解を招きやすいのも事実です。さらに、「本章のねらい」で述べたように、相手と自分がイメージしているものが同じとは限りません。

このような事情を踏まえ、「相手と自分のとらえ方は違う」と意識するだけでも意思疎通がしやすくなるはずです。

受講者の声

- 自分ではコミュニケーションに問題はないと思っていたが、まだまだできていないことに気づいた
- 報告・連絡・相談を自分もスタッフも正確にできるよう努力していきたい
- 論理的に話すだけでなく、気持ちに配慮した話し方を意識したい
- 個々を大切にしたコミュニケーションはチーム力アップにもつながると思った
- 合意形成の重要さが改めてわかった
- きちんと伝わったか確認を怠らないようにしたい
- ハラスメントは相手との関係性も重要だと感じた。日頃の自分の行動と相手の気持ちを考えていきたい
- ハラスメントの基準を意識して、相手に配慮した指導を心がけたい

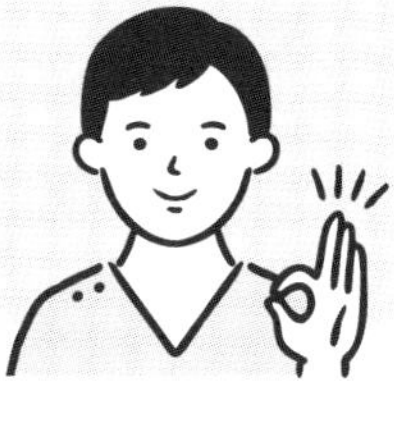

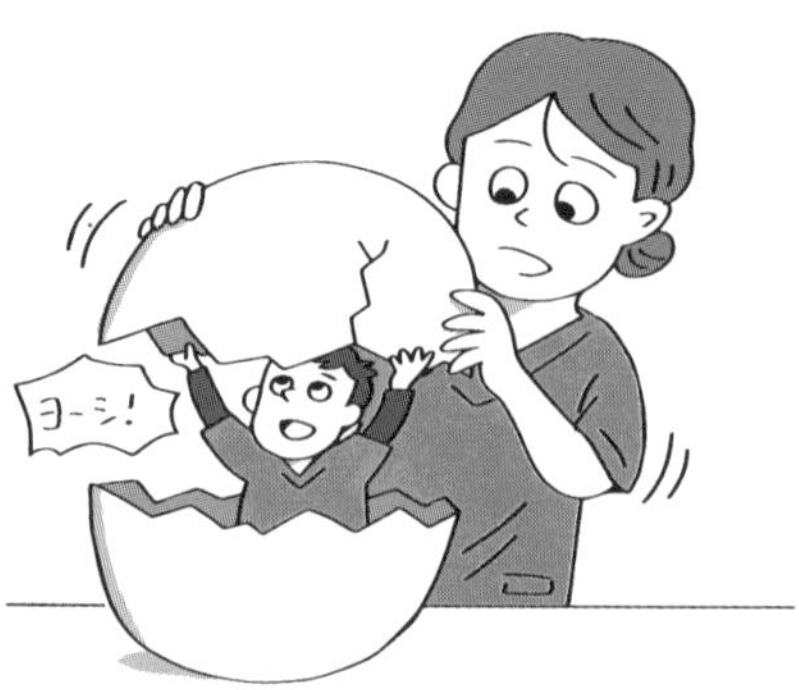
ヨーシ!

PART

6

人材育成マネジメント

若手の「可能性」を最大限に引き出すコーチングの手法

本章のねらい —— 部下が〝自然に〟育っていく「仕組み」をつくるために

「人を育てる」というのは難しいものですね。わが子でもままならないというのに、それまでまったく知らなかった、関わりのない部下や後輩を育てるとなるとさらに大変なことは明白です。

だからといって放置するわけにはいきません。

看護の質を高めるためにも、しっかりと人を育てていかなければいけません。

本章では、「人材育成」のポイントを解説し、人を宝のように大切に育てるという意味の**「人財育成」**の方法を考えていきましょう。

「やめたくない看護部」をつくるには、若手がぐんぐん成長できるように積極的に関わっていきたいところです。なぜなら、**人は成長を実感できると仕事のやりがいも感じやすい**からです。

しかし、新人の頃ならまだしも、少し業務にも慣れ始めた若手からすると、細かい指示は鬱陶《うっとう》しく感じることもあるでしょう。

また、最近では役職定年になった元管理者が一看護師に戻ることもめずらしくありませんし、転職や転属などで年上の部下を持つ管理者も増えてきました。
「人を育てる」といっても、課題は多種多様です。

「人財育成」に正解はない

「人財育成」（人材育成）においては、「これが正解」といえるものは存在しません。**一人ひとりに個性があるように、育て方にも違いが生じて当然**です。

だからこそ、プリセプターシップなどの個別指導の仕組みに期待をしたいところです。しかし、プリセプターだけにすべてを任せてしまうのも大変でしょう。

また、新人を脱したからといって教育が不要になるわけではありません。それぞれのキャリアに応じて学習の機会が与えられるべきです。

「教育マネジメント」の章でも紹介してきた「心理的安全性」や「尊重」など、人財育成で重要なキーワードを念頭に置きながら、個別指導スキルの代名詞となりつつある**「コーチング」**について学んでいただきます。

人材育成に欠かせない「コーチング」とは

コーチングはよく「引き出すコミュニケーション」とか「人材育成の必須スキル」といった表現をされますが、単なる「スキル」と考えないでください。「スキル」と考えてしまうと、「相手を操作するための手法」と勘違いしてしまう恐れがあるからです。

人は誰しも〝操作〟なんてされたくありません。あくまで主体的に活動したいと思っているはずです。「あれしろ」「これしろ」と自分の意のままにまわりを動かそうとする人を見るのは気分もよくありません。

コーチングはスキルよりも、その「あり方」を重視していただきたいのです。

ここでコーチングの定義を見ておきましょう。国際コーチ連盟（ＩＣＦ）日本支部は、

コーチングとは、思考を刺激し続ける創造的なプロセスを通して、クライアントが自身の可能性を公私において最大化させるように、コーチとクライアントのパートナー関係

を築くことである（※1）

と定義しています。

要約すると、**「コーチングとは、パートナー関係を築くことである」**となります。先に述べた通り、コーチングはスキルではなく、**関係構築こそが重要である**ということです。

ＩＣＦの定義を私なりに解釈するならば、**「質問などで思考を刺激し続けながら、相手の可能性を最大化するパートナーになっていく」**といったところでしょう。これこそ人材育成の理想の形ではないでしょうか。

「コーチング」と「ティーチング」の違いは？

「コーチング」と「ティーチング」は相反するものではなく、補完的に使うイメージが大切だと考えています。次ページの図のように、**業務の熟達度が低い人に対しては、「教える」（ティーチング）ことに注力する**ほうが効果的です。

対して、業務の熟達度が高い人に対しては、**いくつかの質問を投げかけること（コーチング）で本人の気づきを促せば、本人自身の力で答えに辿り着くことができる**でしょう。この場合は上司が手取り足取り「教える」必要はありません。

※1　ICF Japan HP　https://icfjapan.com/coaching（2024年４月１日閲覧）

どちらが大事かという問題ではなく、個々に合わせて指導することが求められるのです。

コーチングで部下はどう変わる？

ところで、「コーチ」という言葉の由来をご存知ですか？

これには諸説ありますが、最も有力なのは「馬車」です。これはお客さんが望むところまで連れていく乗り物です。先ほど見たコーチングの定義では「パートナー関係を築くこと」が重要という話でしたね。

馬車（現在ならタクシーが近いでしょうか）に乗ることをイメージしてみてください。馬を操る御者（運転手）が怪しい人だったら、その馬車に乗るでしょうか？

当然ですが、馬を操る腕とかどうとかの前に、人として信じられるかどうかが大事ですよね。何が言いたいかというと、コーチングのスキルを振りかざす前に、**まずしっかりと信頼関係を築きましょう**ということです。

しっかりと信頼関係を築き、コーチングをしながら成長をサ

「コーチング」と「ティーチング」の有効な使い分け

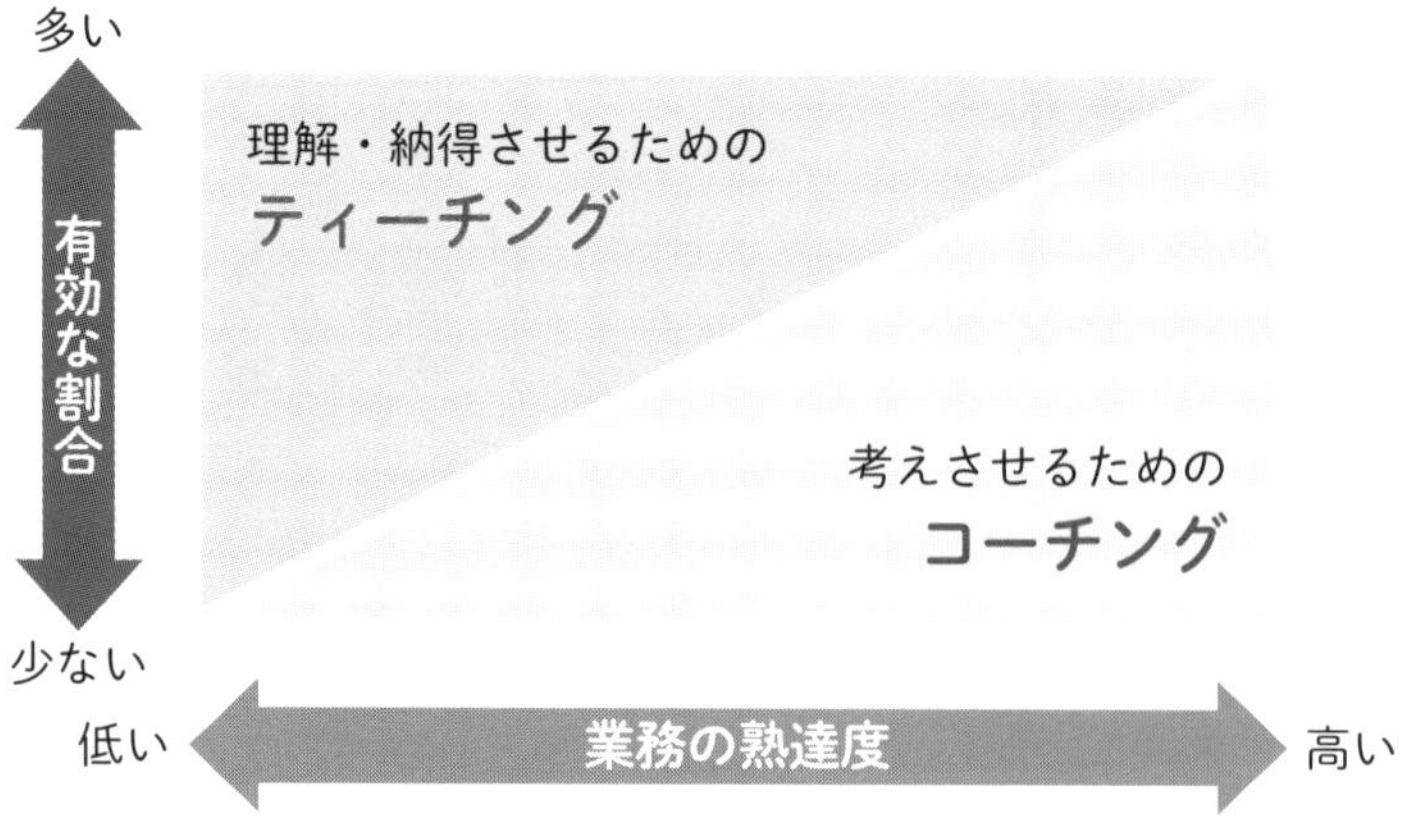
多い
有効な割合
少ない
理解・納得させるための
ティーチング
考えさせるための
コーチング
低い
業務の熟達度
高い

ポートしていくとどんな変化が期待できるでしょう。

一般的に言われるのは、**「主体的」になる**ということです。つまり、指示命令を待つのではなく、自分で考えて行動に移せるようになるということです。

「考えるクセ」がつき、「責任感」が育つ

普段から部下にコーチングを行うことのメリットは**「部下に考えるクセ」がつくこと**でしょう。逆に指示・命令に従わせるだけだと、「考えないクセ」がつきますので、すぐに「どうしましょう?」「何をしたらいいですか?」と聞きに来ることしかしなくなります。

また、自分で考えて結論を出し、行動に移すことで**「責任感」**も育っていきます。逆に誰かの指示や命令に従った場合、その結果は指示・命令を出した人に帰属しますので、責任感は育ちません。

たしかに業務に対する理解度や熟達度が低い状態で考えさせると、インシデントを起こすリスクもあるでしょう。しかしきちんと時間をとって、そのリスクも含めて考えさせることで、将来頼もしい存在に成長してくれることでしょう。

コーチングを行う上で気をつけたいこと

先輩が後輩をコーチングする際にいくつか問題が発生します。

特に忙しいときは後輩の答えを待ちきれず、「○○とは考えられないの？」とか「○○って聞いたことあるでしょ！」と**答えを先に言ってしまいがち**です。

もし、時間や気持ちに余裕がない場合は、コーチングにこだわりすぎる必要はありません。無理に質問をしてギクシャクしてしまうよりは、考えさせる余裕があるときに、きちんと時間を確保して行いましょう。

また、指導する側と指導を受ける側で**「できている」の評価が異なる**ことがあります。たとえば、若手自身は「できている」と思っても、先輩や指導者からするとまだまだ合格ラインには程遠いと思うようなこともあるでしょう。逆も然りです。

このように評価が一致しない場合は、評価の理由をきちんと説明する必要があります。できるなら、**「評価の基準」を具体的に数値などで示してあげる**と納得しやすくなります。

それでも不満そうな部下がいるとしたら、その仕事や処置の「目的」と「目標」を拠り所にていねいに説明するのがいいでしょう。考え方は教えてすぐに変えられるものではありませんから、じっくり気長に教えていきましょう。

COLUMN

なぜほめようとしているのにダメ出ししたくなってしまうのか!?

「部下をほめて伸ばしてあげたい」と考えているにもかかわらず、どういうわけか「ダメ出しポイント」ばかりが目についてしまうという経験をしたことがある人も多いのではないでしょうか。

なぜ、そうなってしまうのでしょうか？

下図のように、ほめるためには「合格基準に達していること」を探します。となると、同時に「合格基準に達していないこと」にも自ずと目がいってしまいます。そして、相手の向上を願うからこそ、いたらないところを修正してあげたいと思ってしまいます。その結果、ダメ出ししたくなってしまうのです。

そういうときは無理にほめようとせず、正しい合格基準を教えながら、そのラインを超えるようサポートしていきましょう。

余談ですが、近年の「ほめる教育」の影響からか、この合格基準ラインが異常に低い新人や学生を時々見受けます（逆に、なぜか異常に高い人もいますが）。

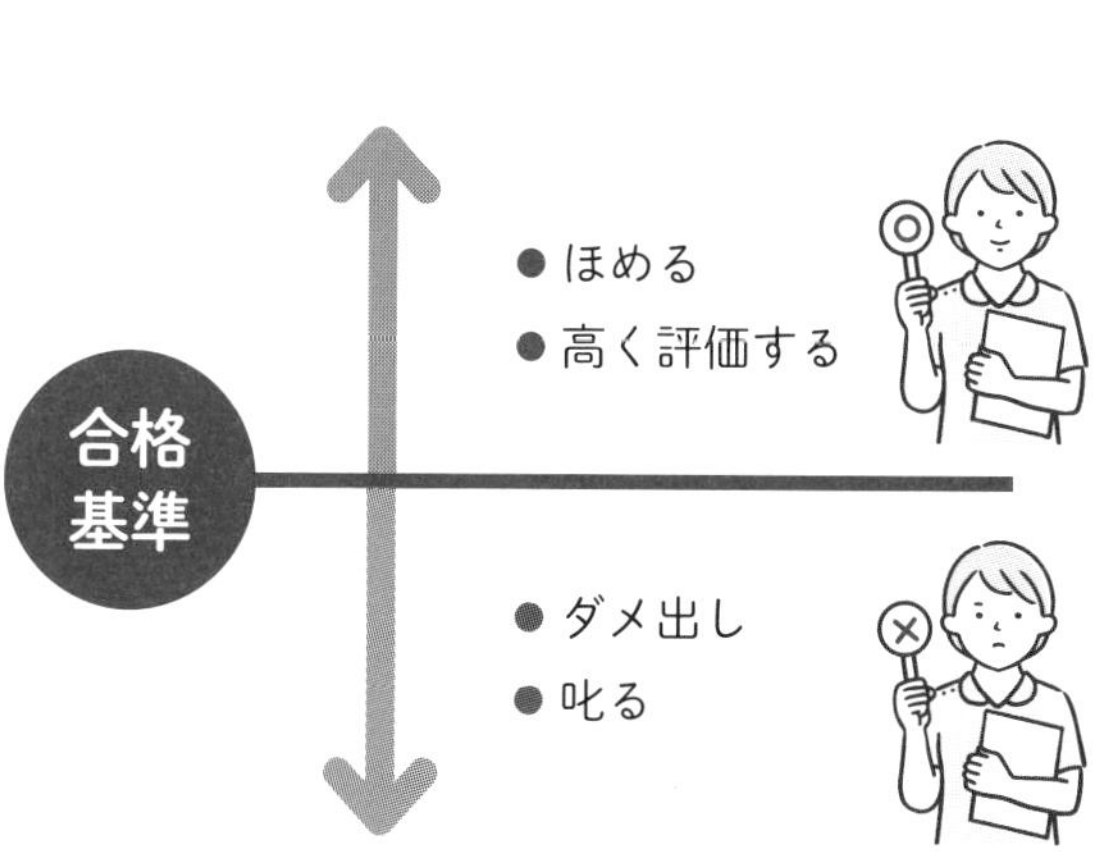

合格基準は自己評価ではなく、他者評価であること、その他者には患者だけでなく、病院や医師、他のコメディカルも含まれることを認識させるようにしましょう。

また、これまで述べてきたように、私たちは同じ世界を見ているようで全然違うものを見ています。

たとえば、下図のように、同じ視界に入っているにもかかわらず、遠くに焦点を当てている人にはきれいな景色が見え、近くに焦点を当てている人には興味深い本が見えています。

このような「焦点を当てるポイント」に違いがあるため、話が食い違うことが多々あります。評価も同じように食い違うことがあります。きちんと話し合いながら相手が見えているものと、こちらが見ているものの違いを明確にしていきましょう。

焦点が合う場所によって見えているものが違う

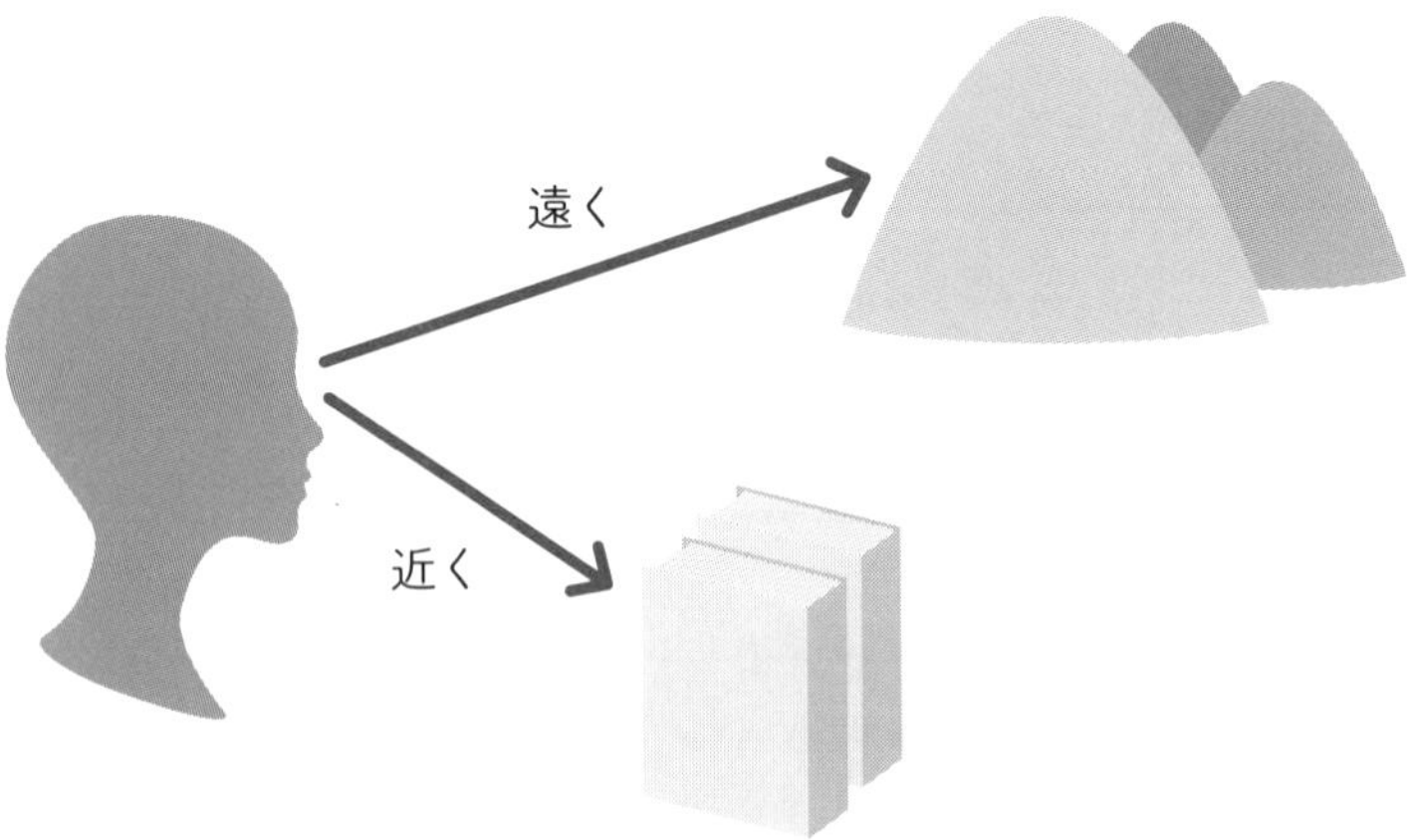

「傾聴」がコーチングの基本

仙台育英高校野球部の須江航《すえわたる》監督がある講演で、監督として選手たちに**「伝わる言葉」をどう紡いでいくか**という話をされたことがあります。

須江監督は、「人はほしいものしか求めない」という原理原則があり、**「伝わる言葉」というのは「相手が聞きたいこと」である**とおっしゃっていました。

私たちはつい「どうやったら伝わるか」「どんな言葉なら理解してくれるか」と、自分の基準で話す内容や言葉そのものを選ぼうとします。

しかし、それでは本当の意味は伝わらないのです。

相手の心までは届かないのです。

伝えたいと思っている側（管理者、指導者）こそ、受け手の部下や後輩の声に耳を傾けて**「何が聞きたいのか」「どんな情報を望んでいるのか」を探らなければいけない**のです。

この積み重ねこそが人材育成における本来のコミュニケーションであり、成長を後押しする上で必要不可欠な関わりなのです。

相づち、うなずき……テクニックより大切なこと

今や、〝いい聞き方〟の代名詞となっている「傾聴」ですが、改めて解説していきます。

「傾倒して聴く」と書く通り、相手の話に夢中になって聞く様子を表しています。よくビジネス書などでは「聴く態度」に焦点を当てているものが多いですが、その本質は、**相手あるいは相手の話に興味関心を持つ「心構え」**です。

それが態度に滲み出てくることが理想です。その結果、相づちやうなずき、共感や驚きなどとなって現れます。

また、興味・関心を持っているからこそ、さらに突っ込んで訊く（＝質問する）こともあるでしょうし、要約して「つまり、○○ってこと？」と確認することもあるでしょう。

このような「傾聴」は話し手にとって、大きな承認になり、心を開いて気持ちよく話せるきっかけにもなります。

さらに一歩踏み込んで、傾聴が相手（話し手）に与えるインパクトも考えてみましょう。

傾聴の重要なポイントは、ＰＡＲＴ3でも紹介した**「尊重」**です。

尊重には「人を利用するという意味はまったくない」という説明がありました（92ページ）。つまり、「話を聞いてあげるから○○しなさい」というような交換条件は不要だという

ことです。

相手を尊重して傾聴するには、「話したいだけ話していいよ」という姿勢が重要です。

このような本当の意味での傾聴ができたならば、相手（話し手）はどのように感じるでしょうか。

たとえば、

- **私をどうこうしようという意図がなく、安心して自由に話せる**
- **私の存在を大切に思ってくれていて、話すことが心地よい**
- **この人の前では着飾ることなく自分の心に正直に話せる**

……

まさに、「心理的安全性」を築く上で大切な関わりになると思いませんか？

部下の「考える力」を鍛える質問の技術

「コーチング」は相手に問いかけて答えを引き出すのに最適な関わり方です。

ここでは、部下を伸ばす**「質問のポイント」**を見ていきましょう。

「質問」には相手の思考を一点に集中させる強力なパワーがあります。

たとえば、今「ここ最近で一番驚いたことは？」と聞かれたらどうでしょう？

自然に「えっと、何に驚いたかなぁ……」なんてその答えを探していませんか？

「質問」は相手の状態に関係なく、その内容について考えさせることができるのです。

その結果、**相手はこれまで考えてもみなかったことに意識を向けたり、画期的なアイデアに辿り着いたり、新たな自分を発見したりできるのです。**

また、相手の話を聞いている際には質問を効果的に使うことで、相手（話し手）に興味関心を持っていることを印象づけ、さらに話を引き出したり、話題を広げたり、気持ちよく話をさせることも可能です。

コーチングにおいて意識したい「6種類の質問」

コーチングで私たちが活用する6種類の質問をご紹介しましょう。それぞれが次のように対になっています。

- 拡大質問 ―― 限定質問
- 肯定質問 ―― 否定質問
- 未来質問 ―― 過去質問

●**拡大質問**

「週末は何をして過ごすのですか?」などと答えが人や時と場合によって変わる質問です。**本音や意見を聞き出すときに有効**です。

●**限定質問**

「はい」か「いいえ」で答えられるもの、あるいは2択や3択で答えられるものをいいます。**口数が少ない相手、積極的に話そうとしない相手に有効**です。

●**肯定質問**

否定的な言葉を含まない質問です。たとえば、「どうすればできると思いますか?」「今、わかっているのはどういうことですか?」といったものです。**相手のモチベーションを高めるのに有効**です。

● **否定質問**　否定的な言葉を含む質問です。たとえば、「どうしてできないのですか?」「何がわからないのですか?」といったものです。**相手を萎縮させてしまいがち**です。

● **未来質問**　未来形を含む質問です。「それを実現するにはどうすればいい?」「これからどうしたい?」といったものです。**前向きな行動を促すのに有効**です。

● **過去質問**　過去形を含む質問です。「どうしてそれをやらなかったんですか?」「今まで何をしてきたんですか?」といったものです。**過去を振り返ったり、反省を促すのに有効ですが、相手のやる気を削いでしまいがち**です。

これを知っておくと、「質問の偏り」を減らすのにも役立ちます。

たとえば、「過去質問」と「否定質問」の組み合わせである「なぜ、○○ができなかったの?」という質問は、繰り返すことで詰問のようなプレッシャーを与え、答えにくくさせてしまうことがあります。こうなってしまうと、こう着状態が続くため質問の仕方を変えましょう。

たとえば、「同じ状況だったとしたら、次はどうするかな?」と、「未来質問」と「肯定質問」の組み合わせに切り替えてみてください。ずいぶん答えやすくなります。

この6つの質問に加え、**「自分のための質問」（情報収集のため）**と、**「相手のための質問」（相手の行動を促すため）**を意識的に使い分けるのも有効です。

たとえば、部下が失敗したとき、「どこでミスをしたのか？」と聞くことは、自分のための質問であり、「次に同じ仕事をするなら、どこに気をつける？」と聞くことは、相手のための質問です。できるだけ**相手が行動しやすいよう、「相手のための質問」を投げかけるように意識しましょう。**

「前向きな振り返り」を生むパワフルクエスチョン

何事においても「振り返り」は重要です。しかし、その振り返り方によっては部下・後輩はやる気や向上心を失い、主体的に考えることをやめてしまいます。

一方で、振り返りの中から自身の改善点を見出し、主体的に行動を改善するよう促すことも可能です。そのポイントをご紹介します。

① 「よかったことは？」

② 「さらによくするには？」

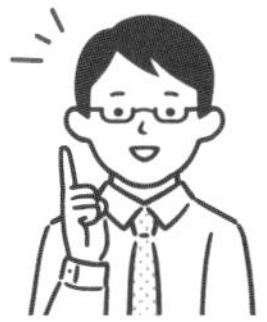

「悪かったことは？」と聞くと、言い訳や言葉だけの反省で終わってしまうことも。改善策を考えさせるには「さらによくするには？」がいいでしょう

このふたつの質問をして、部下・後輩自身に答えてもらいましょう。

どんな答えが返ってきたとしても、いったん笑顔で受け止め、その後、上司・先輩として、同じように「よかったところは……」「さらによくするには……」とフィードバックをしてください。

また、失敗して落ち込んでいる部下に対しては、「気持ちを切り替えて」と直接言葉で伝えてもなかなかその通りにはなりません。

そのような場合には、

「もし仮に、まったく同じ事態が今起こったとしたら、どう考えて行動する？」

などと、考えを整理し、**次の行動につながるような質問**を投げてみてはいかがでしょうか。「次はこうしたらうまくいく」というアイデアは自信の回復につながります。

KPT法で「1on1ミーティング」の効果をアップ

コーチングでは、「聴く」（傾聴）と「訊く」（質問）を繰り返すのが基本です。ですが、それだけだと、話し手はせいぜい「話してスッキリした！」という状態で終わってしまいます。

コーチングの最重要ゴールは**「いつまでに何をやるのか」という行動プランを具体的に決めること**です。このゴール（行動プランの設定）に辿り着くためのプロセスをこれからつかんでいきましょう。

ここでは、3ステップで簡単にコーチングができる**「KPT法」**を紹介します。

このフレームワーク（ひな形）は非常にシンプルなので短時間で行うことができます。これまでの自分を振り返り、次の行動のヒントを見つけながら目標を決めることができます。「1on1ミーティング」など、上司と部下が1対1で行う面談形式のミーティングの際に活用すると、有意義な時間を持てるはずです。

ただし、嫌な感情と向き合うような少し重い内容や、人生そのものやキャリア全体を話し合うような壮大なスケールのコーチングには不向きです。

実践！　KPT法をやってみよう！

190〜191ページのように、3つのエリアをつくります。

STEP1　「Keep」に本人（＝コーチングを受ける人）にうまくいったこと、これからも続けたいことを書き込んでもらいます。

STEP2　「Problem」に本人にうまくいかなかったこと、問題点や課題を書き込んでもらいます。

STEP1と2で重要なのは、できるだけ偏りなく書き出してもらうことです。

特に私たち日本人は、問題点や課題の「Problem」に意識が向きがちで、うまくいったこと「Keep」をあまり書けない人が多い傾向にあります。コーチングをする側が「あえて言うなら？」といった感じで引き出しながら「Keep」にもたくさん挙げられるようにしましょう。

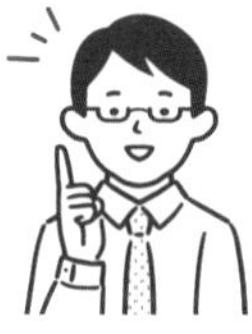
KPT法は元々「ファシリテーション」のフレームワークです。チーム全員で普段の仕事の振り返りや業務改善ネタを考える際にも役立ちます

「Problem」も本人が書き終わったら「もう少しこんな工夫ができると思うよ」などと、先輩として後輩の伸び代だと感じるところをフィードバックしてあげるといいでしょう。

STEP 3 次は「Try」です。ここには、やってみたいこと、挑戦したいことを書きます。

ここでも、まずは本人に書き出してもらい、ひと通り出てきた段階で、先輩として期待していることや挑戦してもらいたいことをフィードバックしていきます。

できるかどうかは考えなくて結構です。とにかくアイデアを出しまくるという感覚で挙げていきましょう。この後、本人の意思を確認しながら、**「いつまでに何をするのか」**を決めていきましょう。

実は、この過程でコーチングを受ける側の「自己効力感」が高まっていきます（198ページ参照）。つまり、コーチングは自律に向けて成長をサポートするだけでなく、その過程で自信をつけさせる方法だということです。

たとえば、能力はすでにあるのに、夜勤に自信を持てないでいる新人に対して、このKPT法でじっくりと話をするのもいいでしょう。

［KPTシート①］シンプルバージョン

テーマ ＿＿＿＿＿＿＿＿＿＿＿＿＿＿＿＿＿＿＿＿ について

Keep

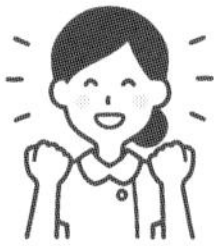

今やっていてよかったこと、続けていきたいことは？

Problem

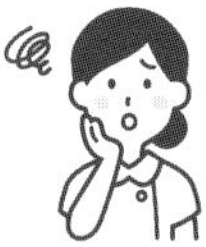

できなかったこと、難しかったこと、問題点、課題点は？

Try

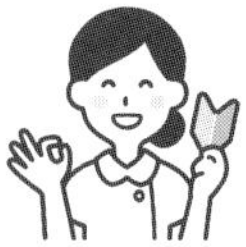

やってみたいこと、挑戦したいこと、目標にしたいこと、改善策は？
工夫できることは？

年　　　月　　　日　氏名

[KPTシート②] ステップアップサポートバージョン

テーマ ＿＿＿＿＿＿＿＿＿＿＿＿＿＿＿＿ について

Keep

今やっていてよかったこと、続けていきたいことは？

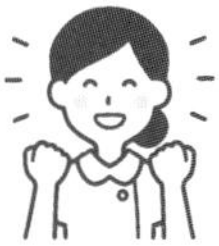

Problem

できなかったこと、難しかったこと、問題点、課題点は？

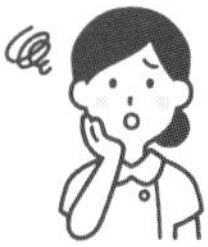

Try

やってみたいこと、挑戦したいこと、目標にしたいこと、改善策は？
工夫できることは？

メンタル（精神・心）	
フィジカル（身体・健康）	
インテリジェンス（知識・知恵）	
ソーシャル（チーム・人間関係）	

年　　月　　日　氏名

※「Try」を細分化して書き込むことで総合的な成長を目指します

「フィードバック」は部下を育てる最強ツール

上司から日常的にフィードバックを受けている従業員は、年に1回以下のフィードバックしか受けていない従業員に比べて約3倍もエンゲージメントが高い（※2）

さて、どう思いますか？

「たったこれだけのことで？」と疑問に思うかもしれません。しかし、私が実際に登壇してきた若手向けの研修では、「上司や先輩がこまめにアドバイスしてくれると安心して仕事に取り組めます」といった声をたくさん聞きます。

また、「こまめに声をかけてくれると『気にかけてくれている』とうれしくなります」という声も多くあります。仕事に対して前向きになれている証拠です。

ここでいうフィードバックはもちろんダメ出しではなく、建設的で前向きなアドバイスのことです。具体的には、悩みや困りごとを解消するためのヒントや、直面している問題の解決策などです。

※2　ジム・クリフトン、ジム・ハーター『ザ・マネジャー』（日本経済新聞出版社、2022年）

もしもフィードバックする内容が見当たらない場合は、「今、仕事上で困っていることはない？」「ヒヤッとしたことはなかった？」など、呼水となるような問いかけをしてみてください。

たとえその答えが「特にありません」でも、部下や後輩からしたら「気にかけてくれている」という安心感につながりますから、決してムダではありません。

「ほめる」より「ありがとう」が人を伸ばす

私たちは多かれ少なかれ**「承認欲求」**を持っています。つまり、「認められたい」「高く評価されたい」という気持ちが誰にでもあるのです。

このように言うと、「では、ほめればいいのですか？」と聞かれることもありますが、ほめることはおすすめしません。なぜなら、ほめるとは「上位者から下位者に対する評価」という側面があり、両者の関係性によっては「上から目線だ」と感じられることがあるからです。また、「何か裏があるに違いない」などと勘繰られたりして、逆効果になることもあります。

さらに、**「ほめ言葉中毒」**にも要注意です。これは、「ほめられないのであれば、やる気が出ません」と、**ほめられることを仕事の動機としてしまう**間違った状態です。

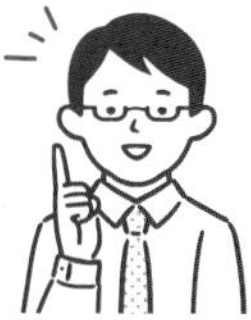

フィードバックは大切ですが「ダメ出し」にならないよう気をつけましょう

本来、仕事はほめられるためにやるものではありません。誰かの役に立つことをするのが本質です。ほめて伸ばそうとして「ほめ言葉中毒」にしてしまうのは本末転倒です。ほめ言葉の代わりに**「感謝の言葉」を日頃からかけること**をおすすめします。感謝には相手の存在を認める力があり、また相手に喜び（貢献感＝誰かの役に立てたという実感）を感じさせる力もあります。

大きな成果を上げたときだけでなく、元気に通ってきてくれたこと、報告・連絡・相談してくれたことなど、当たり前と思えるようなことにも感謝できるよう心がけてください。感謝は人を動かす力を秘めていますから。

絶対にやってはいけないほめ方は、「他者との比較」です。なぜなら、スタッフ間の人間関係の火種になる可能性が高いからです。誰かと比べて優れていると言われれば、その相手を格下とみなすようになるかもしれませんし、逆に劣っていると言われていることがわかれば嫉妬してしまうかもしれません。わざわざスタッフ間の人間関係にヒビを入れることはしなくていいですよね。

相手のことをほめそやしたり、誰かと比較したりせず、その存在自体を肯定しましょう。感謝の言葉をかける以外に、**「あいさつをする」「返事をする」「求めに応じる」「きちんと話を聞く」**など、当たり前のことをしっかり行い、相手を尊重することが重要です。

部下の〝向上心の種〟の育て方

個人が成長する上で欠かせないのが**「向上心」**です。しかし、やる気と同じで「向上心を持ちなさい」と言われて、その通りに向上心が出てくることはほとんどありません。いったいどのようにすれば向上心は出てくるのでしょうか。少し考えてみましょう。

「比べることを成長の糧に」と説くアドラー

心理学者のアルフレッド・アドラーは、私たちには元々**「優越性の追求」**という性質があると述べています。そして、優越性を追求するきっかけとして**「劣等感を覚えること」**を挙げています。つまり、私たちには「よりよく生きたい」という欲求があり、「劣等感」を覚えたら、それが成長の刺激になるということです。

劣等感は単に他者あるいは理想の自分と比較して「劣っている」と感じることであり、それ自体は悪いものではありません。昨今の個性主義的な風潮から他者と比較すること自体を避ける傾向にありますが、自分の能力がどの程度なのかを推し量るためには適度な比較はとても有効だと考えられます。

ただし、他者比較の結果、自分を卑下したり、自暴自棄になったりしてはいけません（アドラーはそれを「劣等コンプレックス」と呼んでいます）。自分の能力値を客観的に知る手立てとして他者比較を行い、そこから上を目指して向上心に変えていくことが重要です。

劣等感と正しく向き合うための「勇気づけ」

劣等感は向上心の種だと頭では理解できたとしても、悔しい気持ちになることは間違いありません。特に「個性を尊重しなさい」「ナンバーワンより、オンリーワンだ」と他者比較をせずに育ってきた若い年代の人には酷です。

そこで、上司として先輩看護師として、**悔しい気持ちに共感しながら、心の負担を軽くするような声かけ**をしてほしいのです。アドラーはこれを「勇気づけ」と呼んでいます。

たとえば、同期と比較して仕事の覚えが悪くて悩んでいる部下がいたとします。そんな人には、「今はもどかしいと思うだろうけど、ひとつずつ確実に覚えていこうね」と気持ちを代弁しながら励ましてあげましょう。

また、他の人よりミスや失敗が目立って元気がない部下には、「失敗したら凹むよね。同じ失敗をしないように、この経験から学べたことを振り返ろうか」と、同じく気持ちに寄り添いながら、前を向ける行動を示してあげましょう。

そして、「がんばろう！」と向上心が芽生えた段階で、比較対象を「同期」や「他の人」ではなく、**「過去の自分」に置き換えてあげる**ことも忘れないでください。

比較対象が他者だとその人も成長していきますので、どんなにがんばっても追いつき追い越すことが無理だと感じてしまいます。そもそも比べられるものでもありません。ですから、**劣等感を覚えた時点からどれくらいその人自身が成長したか**を実感できるよう、フィードバックしながら成長を援助してあげましょう。

たとえば、「3カ月前と比べて、○○がスムーズにできるようになったね」とか「前回の失敗から学んで、正確に仕事ができるようになったね」といった具合にです。

さて、人が成長する上で劣等感を正しく感じさせてあげることが向上心につながることを見てきました。つまり劣等感を覚えること自体はダメなことでも不健全なことでもないということです。

逆に劣等感を覚えることとは健全なことであり、「悔しい」と感じることこそが向上心の種であることをきちんと教えてあげてください。

劣等感からくる悔しさを一緒に受け止めながら、それを乗り越えて上達できるよう全力でサポートしてあげてください。この過程を通じて、信頼関係が強固になっていくのです。

部下の「自信を育む」心理学的な方法

部下にもっと自信を持ってもらいたいけど、どうしていいかわからないという方も多いのではないでしょうか。

自信は「自分を信じる」と書きます。裏を返すと、自信がないということは、自分が信じられない状態です。「こんなこと私にできるだろうか」と不安を感じている状態を自信がないといいます。

さて、これを表に返すと**「私にはできる」と、自分を信じられる状態をつくればいい**ということになります。自分がある状況において必要な行動をうまく遂行できると、自分の可能性を認知していることを**「自己効力感」**（self-efficacy）といいますが、これが自信です。

「自己効力感」はどう高める？

では、「自己効力感」を高めるためにはどうすればいいのでしょうか。

そのためには、まず**「ゴール」と「プロセス」を明確にする**必要があります。

山登りを想像してみてください。「あの高い山頂に登る」と行き先がわかっても、どういう道を辿ればいいかがわからなければ「登れそう」とはなりません。山頂までのルートを知る必要があります。

自信を持つことも同じで、ある仕事について「どこまでやれば達成したといえるのか」とゴールを設定して、そのゴールに「どのように辿り着くことができるか」というプロセスを知ることが大事なのです。

このプロセスを見たときに、「これなら私にもなんとかなりそうだ」と思えた状態を「自己効力感」が上がったというのです。

自信がないときには、「どうしよう……」とあてもなく悩まず、**落ち着いて冷静に「どこに辿り着けばいいのか？　そこには、どのように辿り着けるのか？」を論理的に考えることが大切です。**

つまり、若手の自信を育みたいときは、**まずは目指すべきゴールを明確にして、そこまでどのように取り組んでいくかをステップバイステップで一緒に考えてみてください。**

「それなら私にもできそうです！」と目を輝かせてくれるかもしれませんね。これは１８８ページでみたＫＰＴ法と同じ過程を辿ることになります。ぜひ、ご活用ください。

「チャレンジ精神」を引き出すには？

前述した仙台育英高校野球部の須江監督は、自らが率先して挑戦する姿勢を見せることでお手本となり、選手のチャレンジ精神を引き出しているそうです。そして、失敗や挫折こそが成長の分岐点となると考えていて、その向き合い方のコツは次のようなものだと言います。

それは、**「1度の角度だけ」上を向けるように関わること**。失敗や挫折をした瞬間は大きく上を向いたり前進したりするのは難しいでしょうが、たった1度なら難しくないはず。

1度でも上を向くことによって、長い年月をかけて差が開いていきます。さらに、失敗や挫折のたびに1度上を向くように心がけていたら、長期的には飛躍的な成長も可能です。まさに「失敗は成功の母」ではないでしょうか。

「自己効力感」を高めるために役立つもの

1. **過去の成功体験**
2. **他人の成功を見聞きする**
3. **他者からの励ましや称賛**
4. **成功をイメージしてポジティブな気分になる**

「自己効力感」の提唱者である心理学者のアルバート・バンデューラによる

まとめ

「人を育てる」というのはとても難しいテーマです。しかし、だからと言ってあきらめていては、あなたのチーム・組織は向上していきません。

人が育たない組織に成長なしです。

ところで、「強いチーム」とはどういうチームでしょうか？

次回の「組織成長マネジメント」においてとても重要な問いです。

今回の人財育成と絡めて考えるならば、「人が成長できるチーム」ということもできるでしょう。

では、どのように成長すればいいか？

成長するためにはどのような環境が必要か？

この辺りも重要なポイントとなりそうです。引き続き、一緒に考えていきましょう。

受講者の声

- フィードバックで部下のエンゲージメントを高める意識を持って、日常的に声かけしたい
- まずは傾聴からしっかり実践していきたい
- 改めて自分の質問力不足を感じた。もっと相手に関心を持って関わりたい
- スタッフ面談でKPTシートを活用します
- 「時間がないから」とあきらめず、5分でも時間をつくってコーチングやフィードバックを行っていきたい
- 人を多角的に見るということを肝に銘じておきたい
- 何気ないことでも感謝の言葉をしっかり伝えたい
- インシデントの振り返りで今回の内容を活かしたい
- 劣等感が向上心の種であると納得した。一緒に解消していってあげたい

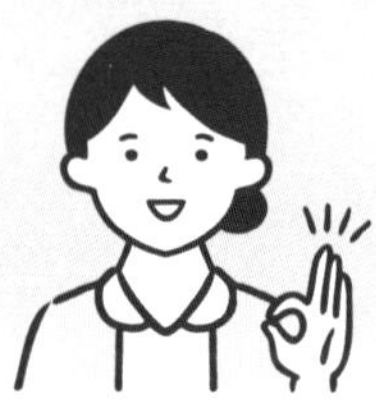

PART

7

組織成長マネジメント

9割の看護管理者が知らない組織力の高め方

本章のねらい ―― メンバー全員が幸せに働ける最高の職場にするために

組織を成長させる。口で言うのは簡単ですが、それを実現するのはひと筋縄ではいきません。組織の構成要素である「人」が成長すれば、その総和である組織全体も自ずと成長していくはずですが、「組織力」に数年変化が見られないと嘆く管理職の方も多いのではないでしょうか。

そのほか、

- スタッフ数は定数を確保しているのに仕事が回らない
- 個別にはしっかり指導しているのにミスや失敗が減らない
- 給与など待遇面は悪くないはずなのになぜか雰囲気がよくない
- 研修などを充実させてもクレームやインシデントが減らない
- チームの雰囲気を明るく前向きに変えたいが、何をすればいいかわからない
- 看護部長から業務改善を進めるよう言われるが、どこが問題なのかわからない

……

このような課題を解決し、組織を成長に導くための方法を見ていきましょう。

個人が成長するために必要な要素と、組織の成長に必要な要素の違いを理解した上で、PART4で見てきたリーダーシップとマネジメントを両輪で回していく必要があります。

「やめたくない看護部」をつくるための総仕上げとして、組織そのものを成長させ、みんなが笑顔で誇りを持って仕事ができる最高の職場をつくっていきましょう。

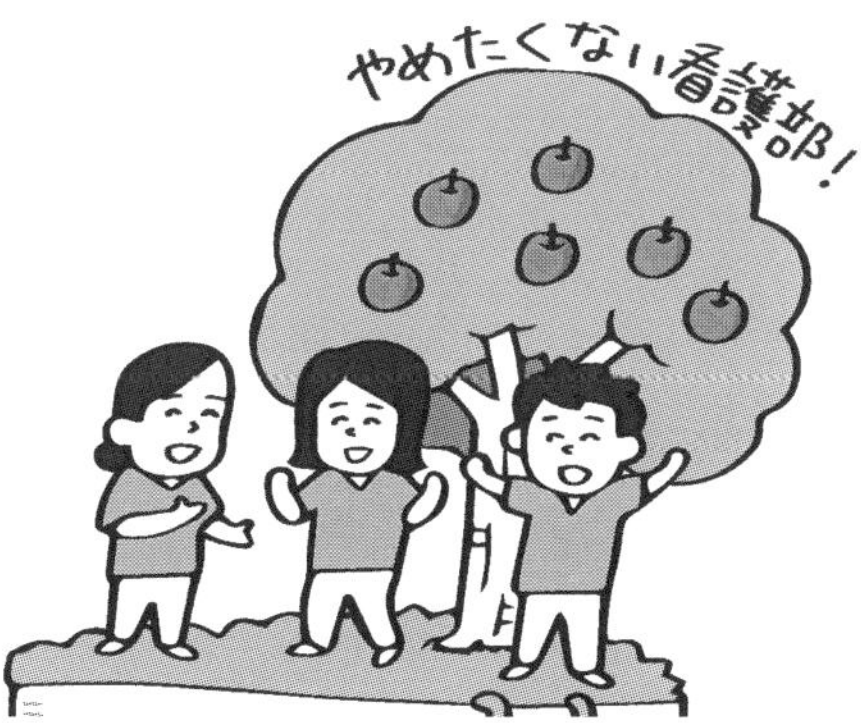

なぜ、人を増やしても忙しさは解消されないのか

仕事をひとりで大量にこなそうと思えば、縦横無尽に駆けずり回り疲弊してしまいます。そこで「組織化」をするわけです。

次ページの図①、②を見てください。ひとりだったところに、7名を雇用して8名の組織になりました。ところが、一人ひとりの仕事量（円の大きさ）が減ってしまい、まだ仕事が余っています（四角枠内の余白）。

このように集団になることで個人の能力を抑えてしまう現象を**「リンゲルマン効果」（社会的手抜き）**といいます。

これに気づかずに「もう少し増員しよう」（図③）とするのですが、また全員が少しずつ手を抜いて結局仕事のほうが多い状態が解消されないのです。

そこで、「個人の成長」と「組織マネジメント」をかけ合わせ、個人の能力を高めた上で少し重なるように役割を決めていく必要があるのです（図④）。

この状態になると、誰かが休んでも他の人でカバーできます。言い換えるなら「安心して休める体制」になるということです。

「私の役割は誰もカバーできないから休めない」というのは大きなストレスであり、プレッシャーです。

これを解消するよう、**個人一人ひとりの役割を少し大きく設定する**ことで、組織全体として健全な状態がつくれます。

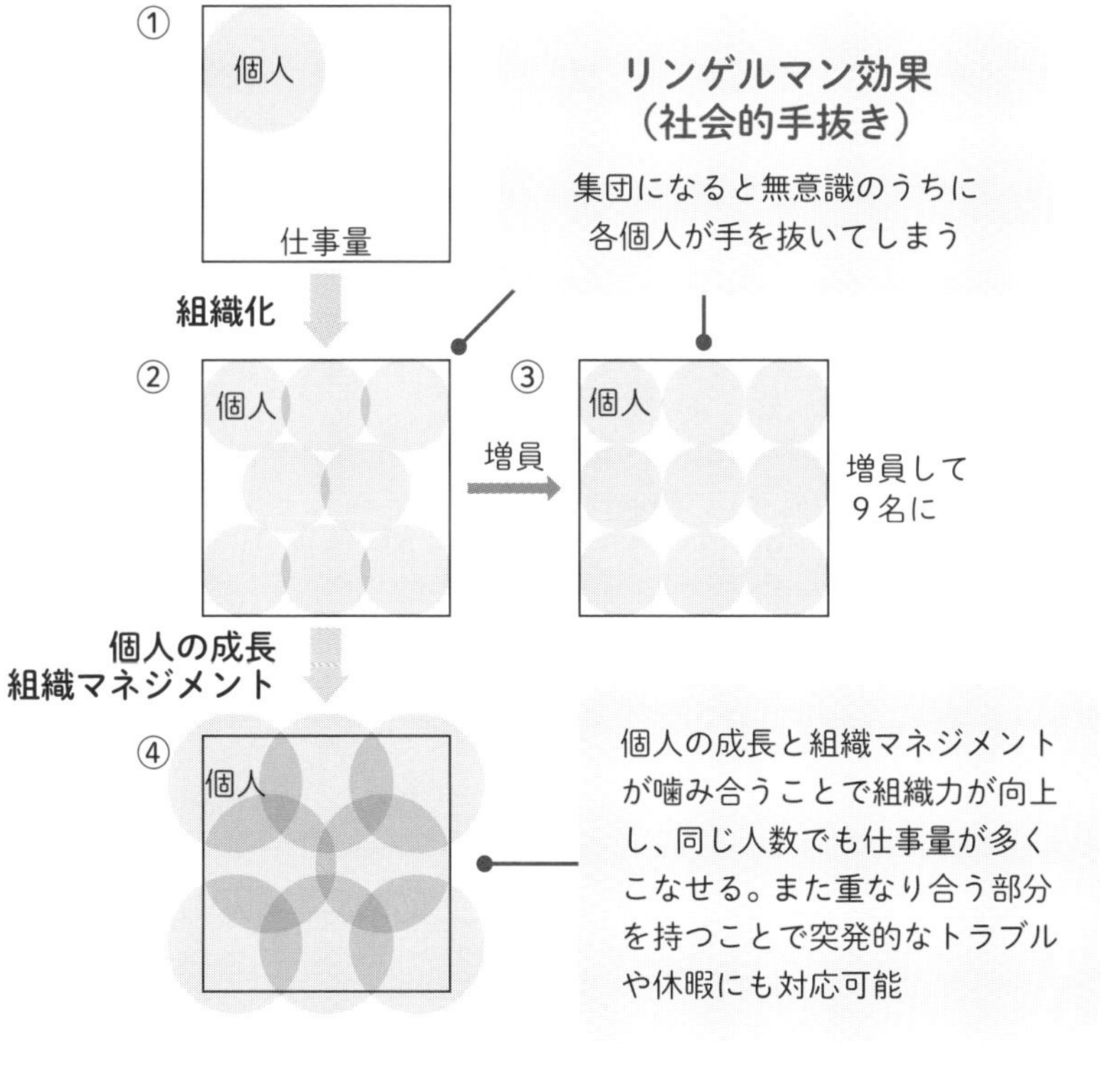
①
個人
仕事量
組織化
リンゲルマン効果
（社会的手抜き）
集団になると無意識のうちに
各個人が手を抜いてしまう
②
個人
増員
③
個人
増員して
９名に
個人の成長
組織マネジメント
④
個人
個人の成長と組織マネジメントが噛み合うことで組織力が向上し、同じ人数でも仕事量が多くこなせる。また重なり合う部分を持つことで突発的なトラブルや休暇にも対応可能

「チームに好循環を生み出す」ために考えたいこと

「組織を成長させる」とひと口に言っても、その取り組みは多種多様、膨大な数にのぼることは想像に難くないでしょう。業種や業態によっても異なりますし、同じ病院内の組織であっても、人数構成や業務内容などによって部署ごとに異なります。

つまり、厳しいことを言うようですが、**看護管理者が自らの組織やチームを深く理解し、課題をとらえ、独自に解決策を打っていく以外に組織が成長を遂げることはできない**のです。

しかし、少し視点を高くすれば、どんな組織にも共通して確認すべき「4つの質」があります。それは、関係、思考、行動、結果の4つです。これは**「成功循環モデル」**といわれる考え方で、マサチューセッツ工科大学のダニエル・キム教授（※1）が提唱したものです。

常にこの「4つの質」に気を配りつつ、課題を設定して解決策を打っていけば、組織は確実に成長していきます。

※1　Daniel Kim　MIT経営大学院上級講師、SoL（組織学習協会）創設者

「組織を成長させたい」ならここに注目する

管理職としてはついつい「結果」（成果）が気になってしまいます。結果を出そうと焦るがゆえに間違ったアプローチを取ってしまうこともあるでしょう。

私が見てきた企業の中には、部下に結果を出させようと行動を強制したり、プレッシャーをかけたりする管理職もいらっしゃいました。しかし、往々にしていい結果には結びついていませんでした。

もう少し正確に言うと、最初の半年から1年くらいはそれでも成果は上がるのです。ですが、その後はまったく成果につながらないどころか、下がる傾向にすらありました。

その理由はいたってシンプルで、**部下のモチベーションが続かない**からです。

私たちは誰かに強制されたりプレッシャーをかけられたりするよりも、自分の意思で、自分の考えに基づいて主体的に活動したいと思っています。

行動を強制するよりも、**部下が正しく前向きな考え方を持ち、状況に応じて適切な判断ができるように「思考の質」を高めるようサポートするのが重要**なのです。

では、どのようにすれば「思考の質」は高まるのでしょうか。

定期的に勉強会や研修に参加するのも役立ちますが、それだけではありません。PART 6で紹介したように、上司や先輩が頻繁にフィードバックやアドバイスを行ったり、日常的にコーチングスキルを取り入れるといった工夫次第で、部下の思考の質の向上は図れます（休憩中やランチタイムの雑談でも可能です）。

しかし、これらの機会をきちんと思考の質の向上に役立てるためには、やはり人間関係が重要な要素になってきます。

つまり、**「関係の質」がすべての質の向上の基点になる**といえます。

いい人間関係がきちんと築けていなければどんな会話をしても上辺だけになってしまい、思考の質を高める効果が得られません。たとえば、上司が質問をしても、自分の意見や本音ではなく、「こうあるべき」といった建前で答えられてしまうような場合です。

「思考の質」が高まらなければ、「行動の質」も上がりません。当然、「結果の質」向上にもつながりません。

「関係の質」の高め方

さて、ここから最優先課題である「関係の質」を高めるために何ができるか考えてみましょう。これまでも見てきたように、「心理的安全性」を高める工夫、「傾聴」や「わかりやすい話し方」など色々な方法があります。

普段から職場の人間関係に気を配り、話し合うべきことはその都度きちんと話し合える関

「グッドサイクル」と「バッドサイクル」

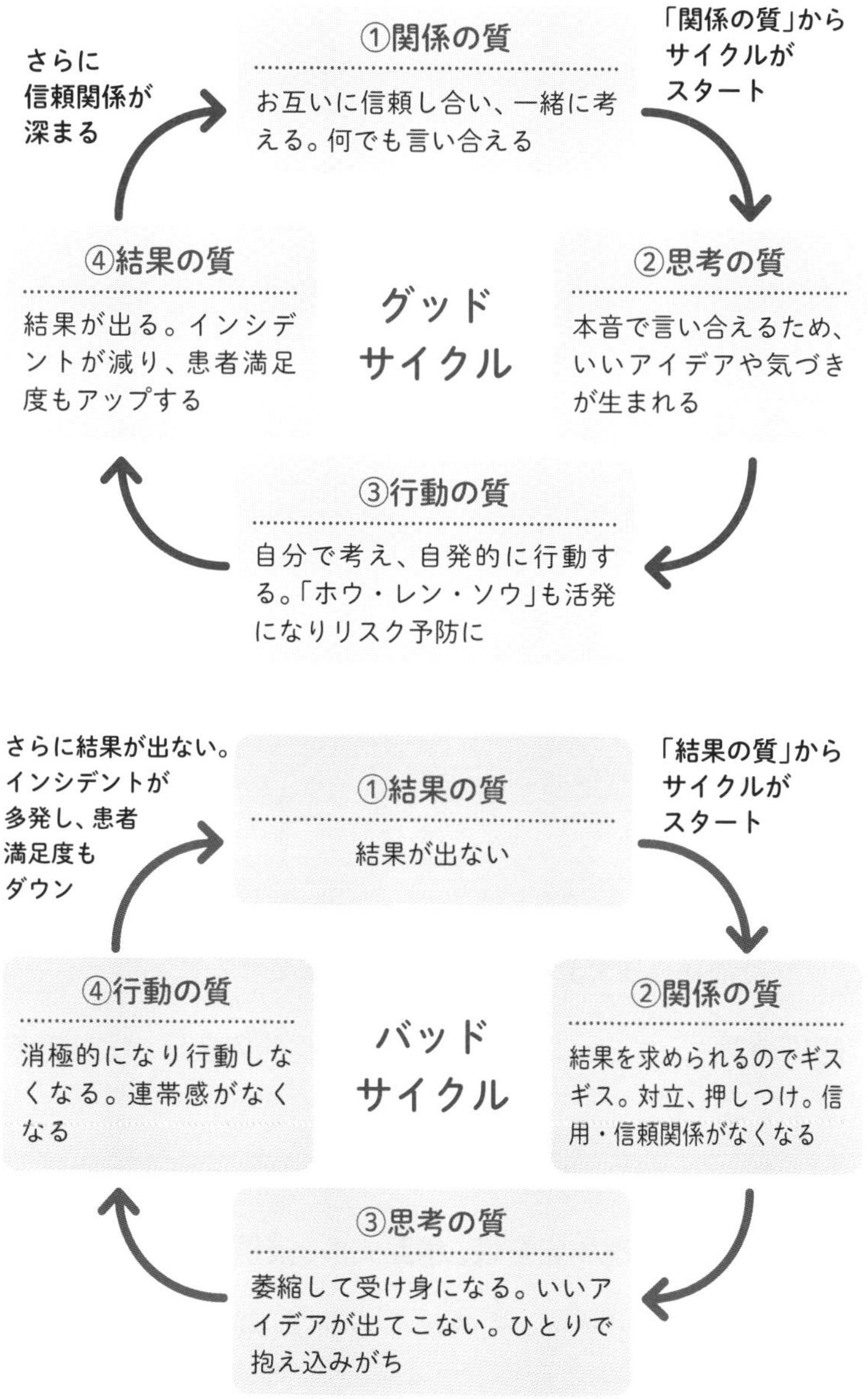
①関係の質
お互いに信頼し合い、一緒に考える。何でも言い合える
「関係の質」からサイクルがスタート
②思考の質
本音で言い合えるため、いいアイデアや気づきが生まれる
③行動の質
自分で考え、自発的に行動する。「ホウ・レン・ソウ」も活発になりリスク予防に
④結果の質
結果が出る。インシデントが減り、患者満足度もアップする
さらに信頼関係が深まる
グッドサイクル
①結果の質
結果が出ない
「結果の質」からサイクルがスタート
②関係の質
結果を求められるのでギスギス。対立、押しつけ。信用・信頼関係がなくなる
③思考の質
萎縮して受け身になる。いいアイデアが出てこない。ひとりで抱え込みがち
④行動の質
消極的になり行動しなくなる。連帯感がなくなる
さらに結果が出ない。インシデントが多発し、患者満足度もダウン
バッドサイクル

※ダニエル・キム教授の「成功循環モデル」を参考に著者が作成したもの

係を築いてください。そして、普段の会話だけでなく、会議や打ち合わせ、勉強会など複数人集まった場でも同様です。みんなが気兼ねなく意見を交わせる場づくりを心がけてくださいね。

組織内の「関係の質」が高まれば、相談や意見交換がしやすくなり、メンバーの「思考の質」が高まります。「思考の質」が高まれば、広いリスク対策も取れ、建設的で前向きな考え方ができて「行動の質」も高まります。

そして、「行動の質」が高まって、リスク対策が徹底されたり、報告・連絡・相談が密になったりすれば、いい結果につながらないはずはないでしょう。

「結果の質」が高まって、インシデントのリスクを未然に防げたら、患者満足度や医師の評価も高まり、最初にみんなで話し合ったことを喜べますよね。そうすると、また「関係の質」もどんどんよくなっていきます。こうした好循環を回せるように心がけていきましょう。

「成功循環モデル」4つの質を向上させるヒント

関係の質	コミュニケーション、心理的安全性、信頼関係
思考の質	コーチング、ファシリテーション、問いと傾聴
行動の質	心理的安全性、相互支援、連携、勇気づけ
結果の質	振り返り、失敗からの学び、成功体験の共有

「働き方、組織を変えたい」と思ったら……

ここでPART4の「役割マネジメント」で考えていただいたことを思い出してください。あなたは周囲からさまざまな期待をされていたことと思います。中でも、「リーダーシップを発揮すること」「部下や組織をマネジメントすること」は最も重要なことでした。

それらに続いて、特に組織改革を進める上で重要なふたつの力について紹介します。それは、**「問題への提言力」**と**「実行力」**です。

リーダーとして、組織を導く立場として、何のためにどこを目指すのか、それらの実現のために何をどう発言し、具体的にどんな方策を実践していくかが求められるのです。

「ひとつ上の立ち位置」でものごとを見る

ここでまず注目していただきたいのは**「視座の高さ」**です。何のためにどこを目指すのかといった目的と目標にはレベルがあります。

たとえば、バイタルチェックは何のためにどこまでやるべきかを考えたとき、手技レベルの目的と目標は「患者の変化や異常の有無を確認するために、正確に測定する」となりますが、もう少し高い日常業務レベルで考えると、「患者の健康状態の維持向上のために、特定の時間に規則的に測定を続ける」となります。

さらに高いレベルで考えるなら「患者の生命や健康を守るために、数値の個人差やアセスメントに悪影響を及ぼさない方法で行う」といった感じになるでしょうか。

組織改革においては、最も高い視座で考える**「最上位目的」と「最上位目標」**を見定めることが求められます。

このふたつに基づいて考え、提言内容と方策を考えることを忘れないようにしてください。

組織を動かすために必要な「提言力」を磨く

看護部長や副部長からの相談で、「師長に改善提案を求めても問題点の指摘しかできない人がいる」といった声を聞くことがあります。本来聞きたいのは「改善方法」や「具体的な対策」であるのに、それが聞けないのは残念ですね。

ただ私は、「問題点の指摘」（言い換えれば「愚痴」）であっても、きちんと話せることは大切ですし、定期的に問題点を出せる場は設けておいてほしいと考えています。

そこからもう一歩上のレベルに上がるために、**「問題への提言」のポイント**を見ていきましょう。

いい提言とは、建設的かつ具体的であることが必須であり、またそのためには下の3つが重要になってきます。

本来の目的（病院の経営理念やビジョンなど）から逆算して、現状の問題点・課題点を洗い出し、その解決策を全体最適な視点で考えていきます。さらに、そ

「ひとつ上の提言」に必要な３つの要素

❶ 潜在的な問題点

❷ 全体最適な解決策

❸ 取り組みの明確な優先順位

の中でも何を優先するのかを根拠とともに提示することが大切です。ひとつずつ見ていきましょう。

「潜在的な問題点」を発掘する方法

「問題」とは、**「理想」と「現状」のギャップ**ととらえればわかりやすいでしょう。冷蔵庫にたとえて説明しましょう。

あなたの家の冷蔵庫が古くなり、冷却力が落ちてきたとします。しかし、外気温が低い冬場であれば、さして問題はありません。しかし、外気温が高くなる夏場に冷えが悪くなるのは不都合も多くなり、問題といえます。

このように、**状況や能力が同じでも、理想の状態を実現できないという場合にのみ問題となる**のです。また、理想と現状の開きが大きいほど問題が大きいと考えていいでしょう。

つまり、問題を事前に発見するためには、**「理想」と**

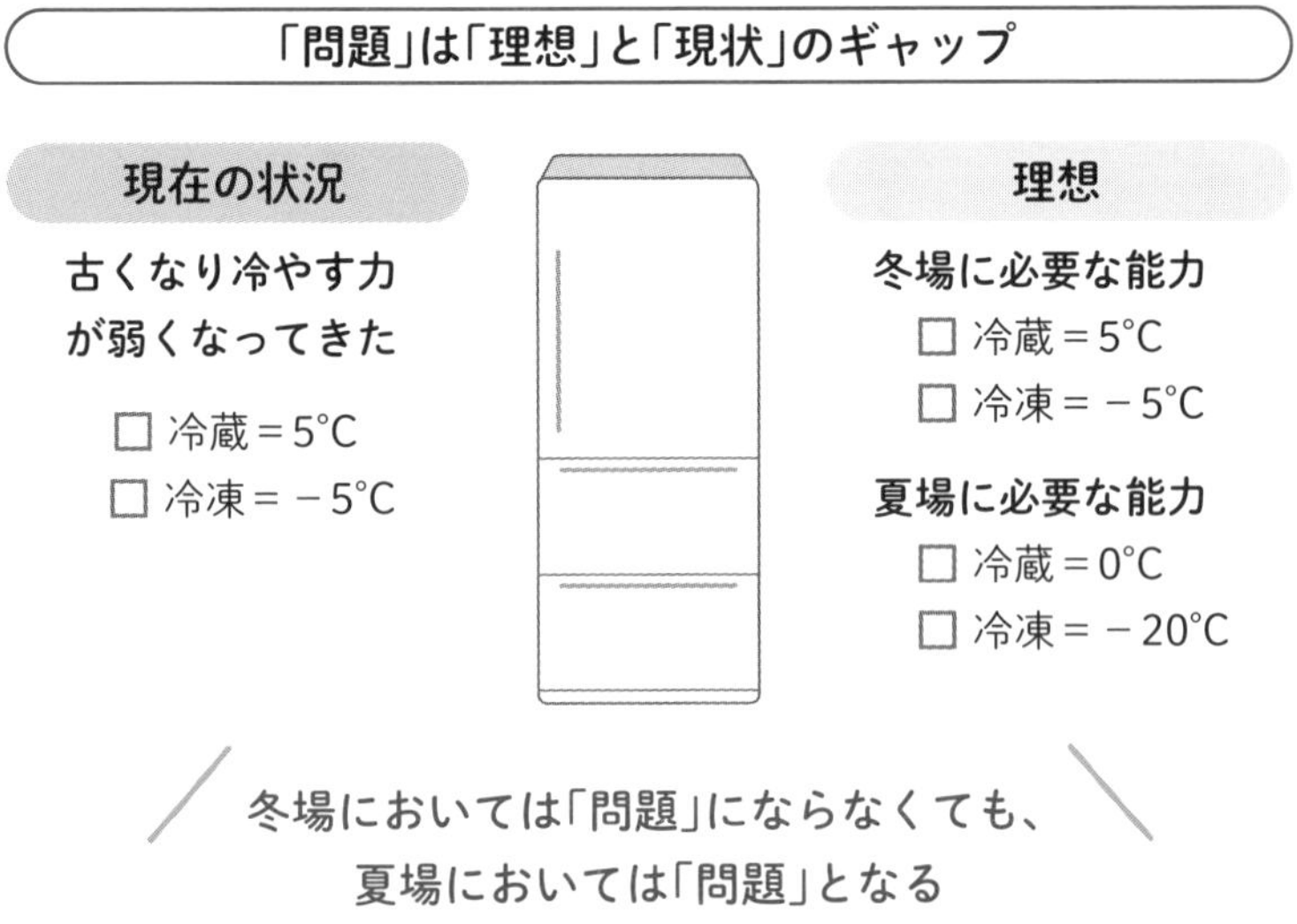

「問題」は「理想」と「現状」のギャップ
現在の状況
古くなり冷やす力
が弱くなってきた
□ 冷蔵＝5℃
□ 冷凍＝－5℃
理想
冬場に必要な能力
□ 冷蔵＝5℃
□ 冷凍＝－5℃
夏場に必要な能力
□ 冷蔵＝0℃
□ 冷凍＝－20℃
冬場においては「問題」にならなくても、
夏場においては「問題」となる

「現状」の2点を正確に把握することが求められます。

それらを**「数値化」**することができれば、問題を定義するだけでなく、その大きさを定量的に把握することも可能となります。

管理者として「本来どうあるべきか」という理想の状態を描き、それに対して「今はどのような状態か」を正確に把握しながら、日々「問題はないか」と目を光らせる必要があるのです。

ぜひ一度、自分の部署やチームにおける理想と現状を考え、潜在的な問題を発掘してみてください。

それは「全体最適な解決策」か？

「問題発見」及び「解決」にあたって、さらに考えておくべきことがあります。ひと言で言うならば**「組織全体への影響はどうか」を考える**ということです。自分の責任の範囲（自分のチームや組織内）だけにとらわれ、視野が狭くなってしまうと、自部署のことしか考えられなくなってしまうことがあります（これを**「部分最適」**といいます）。

管理者として求められるのは**「組織全体の成長発展」**です。自分の

数値化のヒント

業務効率	時間あたりの作業量、作業あたりの時間
インシデント	発生件数、1件あたりの対応人数や時間、解決できた数や割合
看護の質	患者満足度、クレーム発生件数
コミュニケーション	ホウ・レン・ソウの数、集まる機会、満足度調査（5段階評価など）
能力スキル開発	取得資格数、アンケート結果（自己採点など）

部署だけでなく、看護部全体、ひいては病院全体として成長発展していけるように考えなければなりません。

組織全体をよくするという考え方を**「全体最適」**といいますが、管理者としては全体最適を常に意識しておくことが求められます。

「部分最適」の考え方が組織に浸透してしまうと、大きな弊害を生みます。これは実際の企業で起こった事例です。ある日本有数の大企業は、製造や開発など各部門が独立採算で運営していました。しかし、それぞれが各部門の最高のパフォーマンスだけを追求した結果、部門間で軋轢《あつれき》や齟齬《そご》が生じ、結果として事実上の倒産まで追い込まれてしまったのです。自分たちの最高を追い求めた結果が経営危機とは皮肉なものです。

「では、どこから変える?」――優先順位を明確に

「業務改善」について考え始めると、「ここもダメ」「あそこもダメ」と手を入れたくなる箇所がたくさん出てくる場合が多いものです。しかし、時間も経費も人員も限られた中で取り組んでいくわけですから、すべてを一度にというわけにはいきません。

きちんと優先順位を決めて取り組んでいきましょう。また、その優先順位にした理由もまわりにきちんと説明できるようにしておきましょう。

優先順位決めのヒント

優先順位をつける際に一般的によく使われる方法を紹介します。

●マトリクス型の例（相対的な位置づけをビジュアルで理解できる）

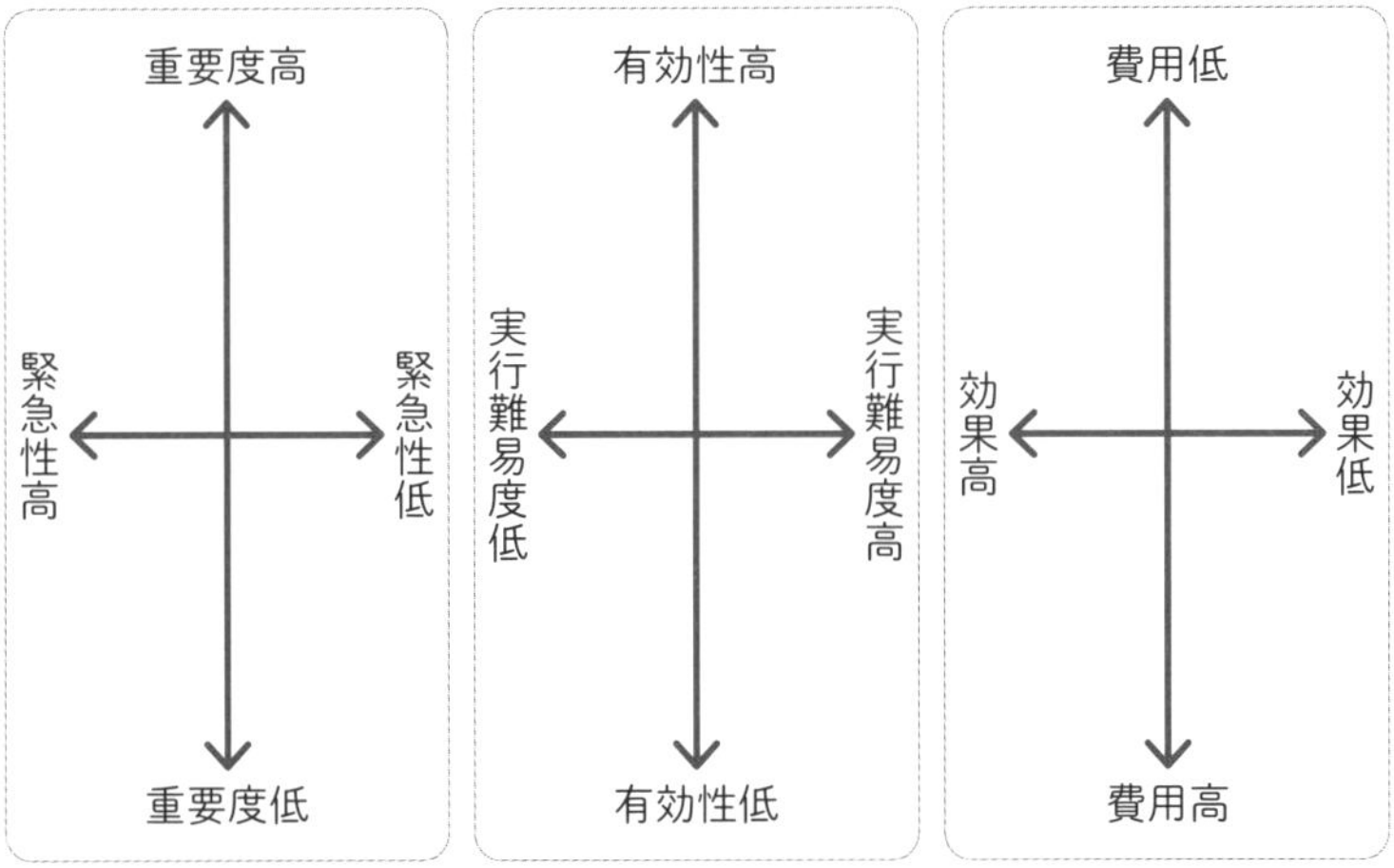

●相対評価の例（項目ごとに点数をつけて総合点を比較）

○：2点、△：1点、×：0点

	時間	費用	難易度	効果	総合点
A案	○	×	△	○	5
B案	△	△	×	△	3
C案	×	○	○	×	4

リーダーとして知っておきたい「業務改善」の基本

業務改善とは、生産性を高めるために業務のやり方を変更することです。つまり、**生産性が高まったという確証が得られなければ、業務改善成功とはいえない**ということです。

こういった観点からも、問題を数値化し、目標も数値で掲げられるようにしておくべきなのです。

また、その数値も定期的に測定しておき、その変化を見ていきましょう。改善効果がどの程度継続するのか、その費用対効果がどれくらいだったのか、次のさらなる一手をどこにどう打っていけばいいかなど、さまざまな情報が得られるでしょうから。

業務改善に取り組むにあたって、「上司に提言するからには革新的でなければいけない」とか、「大きな成果を出さなければいけない」といった価値観にとらわれないようにも気をつけてください。

業務改善は継続と積み重ねが重要です。小さなことのほうが続けやすいですし、取り組みやすさも上がります。大きな変化は魅力的に見えるかもしれませんが、現場の生産性を上げるために必要なのは地道な努力です。

人を正すより、「仕組み」を見直す

具体的な対策を立案検討する際のポイントも紹介しておきます。まず最重要ポイントとして**「人」の問題にしないこと**です。

問題やトラブルを起こすのは「人」であることが多いでしょうし、個人個人で注意すべきこともあるでしょう。ですが、改善を行う際は**「仕組み」を変えること**を前提としてください。

今回はたまたま〝その人〟が問題を起こしたかもしれませんが、別の人でも同じ問題を起こす可能性はあります。

個人への注意でその人は同じ問題を起こさなくなるかもしれませんが、問題を起こすたびに注意や指導が必要になるのは効率が悪いですよね。

また、現在は問題が起きていない業務についても、先に述べた通り、理想と現状にギャップがないかを常に考えてくださ

人の問題としてとらえるか、仕組みとしてとらえるか

たとえば、薬剤の取り違え、誤投与の場合

人の問題としてとらえると	仕組みとしてとらえると
○○さんの不注意だから、指導を強化する	ダブルチェックのルールを見直して、必ず実施する

い。現状に甘んじることなく、日進月歩を心がけましょう。

業務改善目標を設定するときに確認すべきこと

なお、改善目標の設定に関して、次のことも確認しておきましょう。

①効果が出るまでのタイムラグはどれくらいを見込んでいるか

取り組み始めてすぐに効果が出るとは限りません。効果が出始めるまでの期間が長いとメンバーが不安になるため、あらかじめわかる範囲で、どれくらいの時間が必要なのかを話しておきましょう。

②本当に最後まで実行し切れるかどうか（実務面、経費面）

業務改善で重要なのは、最後までやり切って効果を測定することです。途中で頓挫してしまったら、ムダな時間や経費を使ったことになり、モチベーション低下など、次の業務改善にも支障が出てしまいかねません。見通しを立てておきましょう。

③別の問題やトラブルを発生させる可能性はないか

その業務が効率化されても、その結果、他の業務が複雑になったり、間違いが起こったりしやすい構造になってしまっては意味がありません。前後や関連する作業の工程に支障をきたさないか確認しておきましょう。

④人間関係や別の部署との関係を悪化させる可能性はないか

いくら業務が円滑に進むようになったとしても、自分たちの部署やチームだけが恩恵に与れるとなると不公平感や、人間関係の軋轢を生んでしまう可能性があります。まわりとの関係も視野に入れて、改善内容を精査しましょう。

⑤継続か打ち切りかを判断する指標やタイミングは？

いくら事前にしっかり下調べや準備をしたとしても、すべての業務改善が成功するとは限りません。うまくいかなかった場合、どこで撤退するのかをあらかじめ定めて、関係者に情報共有しておきましょう。また、その基準もわかりやすく設定しておきましょう。

ひとりでがんばっていませんか？
今すぐ身につけたい「巻き込み力」

さて、ここからは**「実行力」**について考えていきましょう。

管理職なら当然ですが、個人的な実行力に加え、組織やチームの実行力も求められます。部下や後輩を動かすための能力が必要なのです。さらに、他部署も巻き込まなければいけない場面もあるでしょう。

さて、どのように進めていけば、まわりを巻き込み、協力を得られるのでしょうか。

「やる気」を起こさせる

まずはメンバーの「やる気」を起こさせることが必要です。

具体的には、**「わかりやすい目標を設定して周知徹底させる」**こと。その目標をクリアした先にどんなメリットが待ち受けているかということをメンバー全員の心に届けていくのです。できるならキックオフミーティングを開催して趣旨を説明し、チームビルディングを行いましょう。

そして何より、企画立案者自身が責任と熱意を持って取り組むことです。

「やる気」を継続させる

改善を進めるためには、やる気も継続してもらわなければいけません。そのためには、**PDCAサイクル**を回しながら、その都度、効果確認も行っていきましょう。

効果が現れ始めれば、やる気は継続されやすくなります。

これはダイエットや生活習慣病対策も同じです。体重や体脂肪率、血液検査結果に変化が見られれば、自然とやる気も出てきますよね。ただし、あまり短期間での成果を求め過ぎないように注意しましょう。

PDCAサイクル

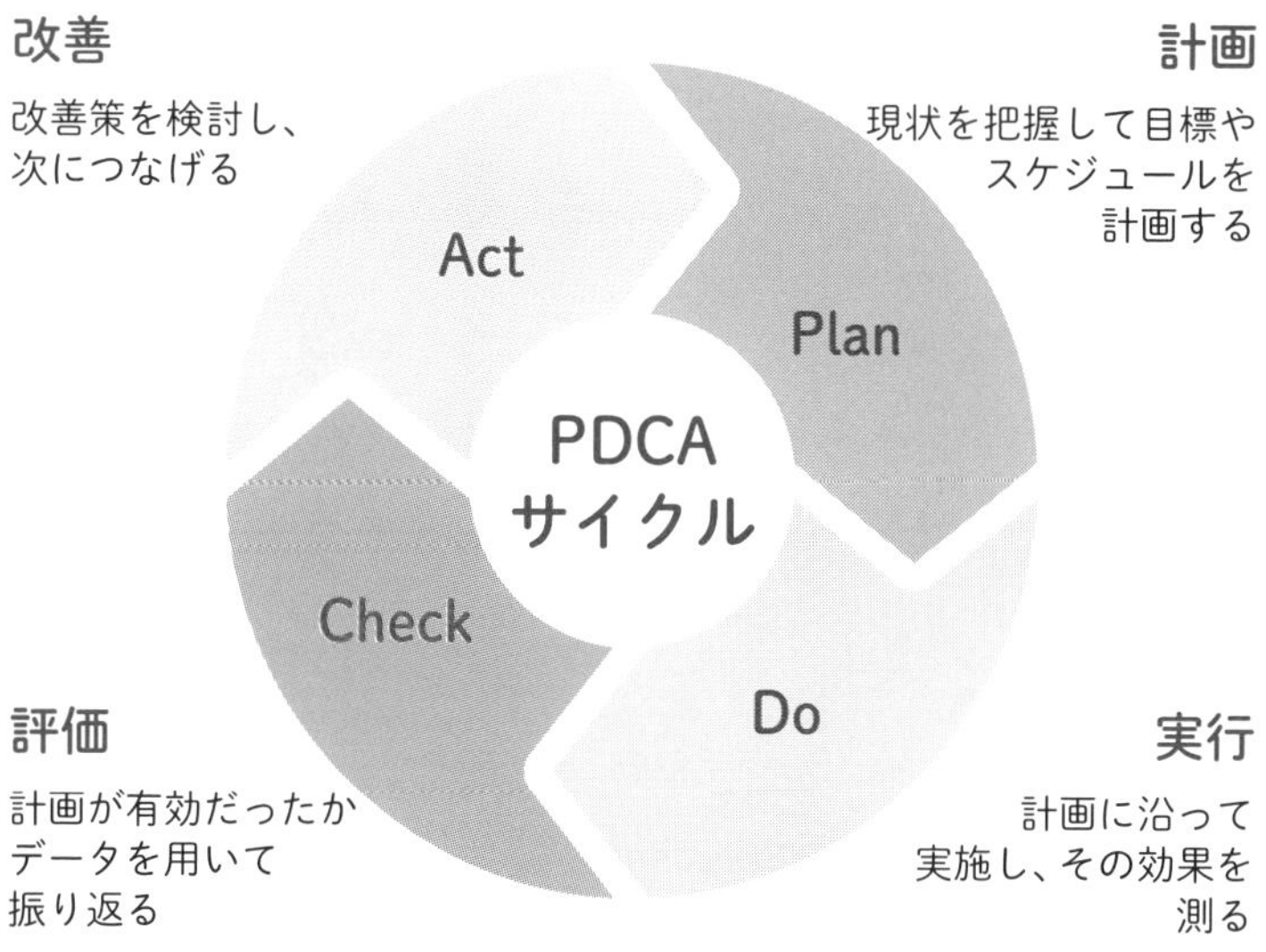
改善
改善策を検討し、次につなげる
計画
現状を把握して目標やスケジュールを計画する
Act
Plan
PDCA サイクル
Check
Do
評価
計画が有効だったかデータを用いて振り返る
実行
計画に沿って実施し、その効果を測る

組織を変えるにはまず16％から

業務も、組織も、一気に変えるのはほぼ不可能です。少しずつみんなを巻き込みながら変えていきましょう。

とはいうものの、取り組みをどのように普及していけばよいか、どれくらいの時間がかかるのか、不安もつきまといますよね。

そこで、「イノベーター理論」を紹介します。「イノベーター理論」とはスタンフォード大学のエベレット・M・ロジャーズ教授（※2）が自身の著書の中で提唱した新しい製品・サービスの市場への普及率を表したマーケティング理論です（※3）。新しい商品やサービスを採用するタイミングが早い消費者から順に5つのタイプに分類しています。

①イノベーター（新しい商品やサービスに真っ先に飛びつく人）
②アーリーアダプター（イノベーターの反応を見て興味を持つ人）
③アーリーマジョリティ（少しずつ話題に上がってくる頃に興味を持つ人）
④レイトマジョリティ（流行した様子を見て確実だと思ってから採用する人）
⑤ラガード（最も保守的で最後の最後に仕方なく採用する人）

※2　Everett M. Rogers（1931-2004）　アメリカのコミュニケーション学者、社会学者。スタンフォード大学教授。イノベーター理論の提唱者

※3　エベレット・M・ロジャーズ『イノベーション普及学』（産業能率大学出版部、1990）

新商品や新サービスが売れるかどうかは、イノベーターとアーリーアダプターを合わせた16％を超えられるかどうかにかかっているといわれています。

業務改善や組織変革もこの考え方に基づくと、新しい取り組みを見て、16％の人（イノベーター、アーリーアダプター）を巻き込めれば、第一関門突破と見ていいでしょう。

さらに、それを超えて50％までくれば、ほぼ成功したも同然です。

たとえば、10名の病棟なら1〜2名を巻き込めれば第一関門突破、5名巻き込めれば成功というわけです。あなたの職場でこのタイプの人は誰でしょうか。落ち着いて見回してみましょう。

ただし、1〜2名は保守的なため（ラガード）、最後まで抵抗する可能性があります。

最初にこういった保守的な人から口説く必要はなく、興味関心を示してくれる1〜2名に的を絞って味方につけていきましょう。

新しいことにチャレンジしたいときは、ここを口説こう！

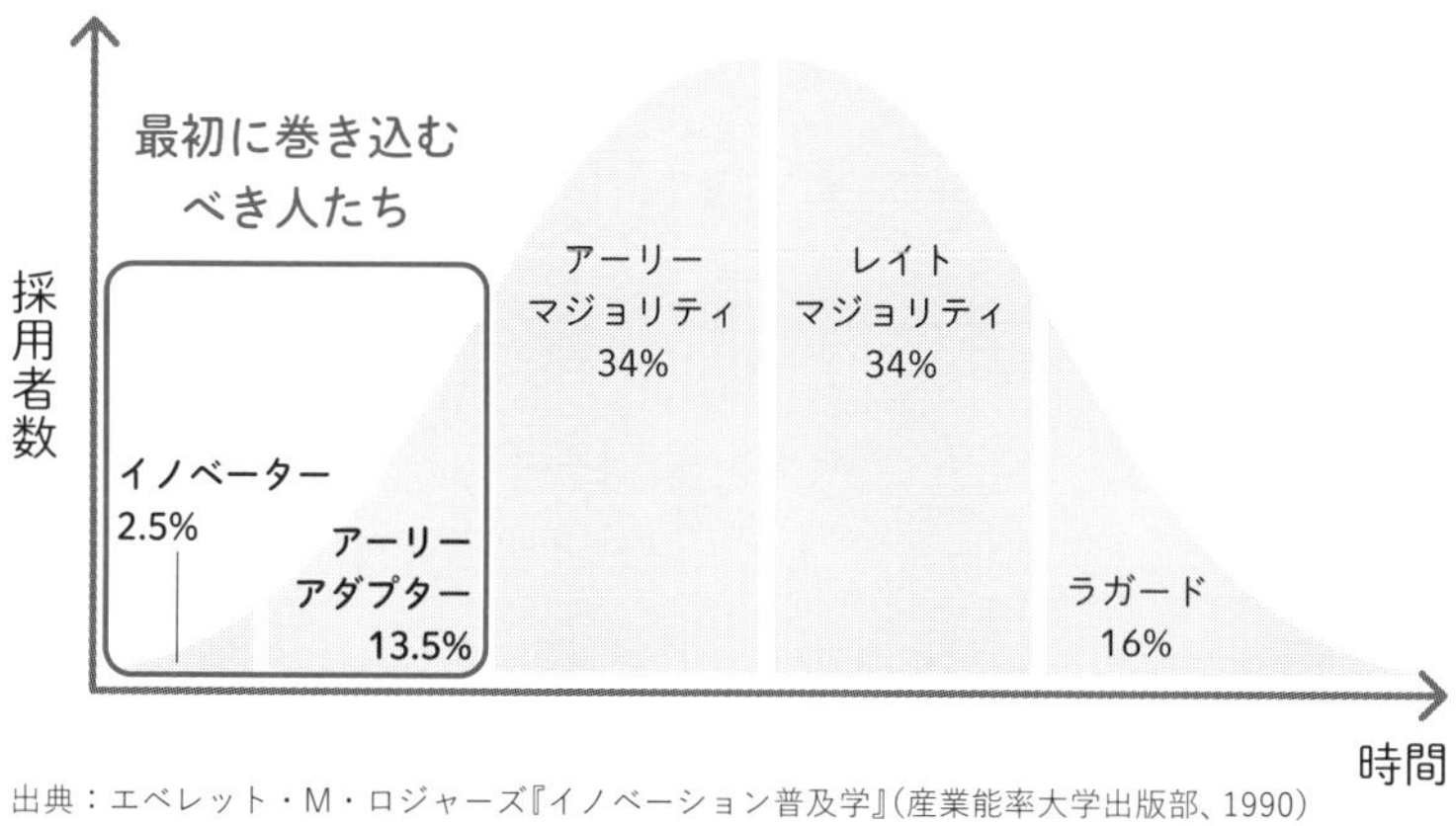
最初に巻き込むべき人たち
採用者数
イノベーター 2.5%
アーリーアダプター 13.5%
アーリーマジョリティ 34%
レイトマジョリティ 34%
ラガード 16%
時間

出典：エベレット・M・ロジャーズ『イノベーション普及学』（産業能率大学出版部、1990）

管理者が知っておきたい「問題解決」の5ステップ

管理者には**「問題解決力」**も求められます。ここで取り上げたいのは、現場で起こるトラブルに対する初期対応とは少し違います。管理者に求められる問題解決力とは、客観的なデータ分析と冷静な判断による**問題の根本解決**です。

たとえるなら、モグラ叩きのように発生したトラブルをその都度叩いていくのではなく、どの穴からもモグラが出てこないように一枚の大きな板で穴を塞ぐような対策を打つのです。そのための問題解決の5ステップを次ページで紹介しますので参考にしてください。

問題解決より大切な「問題発見力」

管理者として「問題解決」を考えるならば、解決策だけでなく、**問題が発生する可能性を予測し、先回りしてその問題が発生しないような手立てを考えておくこと**も求められます。

つまり、**「問題発見力」**です。問題が起こる前に、その事象を分析し、回避あるいは予防できれば、解決する時間と労力を節約することが可能です。
そのためには、216〜217ページで述べたように、目を光らせて〝問題の種〟を見つけていきましょう。これは、アクシデントになる前にインシデントを摘み取っていくこと、インシデントになる前にヒヤリハットを減らすことと考えていただいていいでしょう。

問題解決の5ステップ

！問題発生！

STEP1　データ収集

まずは必要十分な量のデータを集めましょう

↓

STEP2　分析&観察

集めたデータを集計し、多角的に分析し、よく観察しましょう。その際、フレームワークを活用することをおすすめします

↓

STEP3　真の問題を特定

分析結果をよく観察すれば、自ずと問題の根本が見えるはずです

↓

STEP4　解決策の考案

真の問題を見極めた上で解決策を数多く出しましょう

↓

STEP5　解決策の実行

多くの解決策から優先順位を決めてひとつずつ取り組み、その効果性を測定しながら解決をしていきましょう

※フレームワークとは、情報をスッキリ整理するための枠組みのことです。SWOT分析や、3C分析などがあります

「防げたはずの離職」をゼロに！

組織マネジメントを考える上で、「離職」は大きな問題です。近年看護師の離職率は11％前後で推移しているようですが、単純に考えれば毎年10人にひとり以上が離職しているということです。当然、生産性は上がりませんし、採用や教育に多くのお金がかかります。管理者のほぼすべてのみなさんが離職率を下げることに頭を悩ませていることでしょう。

「防げる離職」と「防げない離職」

離職には「防げるもの」と「防げないもの」があります（次ページ下）。「防げない離職」が理由である場合、説得して残ってもらってもいずれ無理が出る可能性が高くなります。**「防げる離職」は、表にあるように人間関係による場合とメンタル不調による場合です。**

もちろんこれらも100％完璧に防げるかというと難しいでしょう。しかし、多くの場合、早く手を打つことで防げる確率は格段に高くなることも事実です。

次のような兆候が見られたら業務や人間関係に不満を持っている可能性が考えられます。

- あいさつをしない、笑顔がない
- 遅刻が増えた、休みがちになってきた
- 退社時間が早くなる
- ミスが増え、ミスを反省しない
- 雑談が減った
- 新しいプロジェクト等への参加を避ける
- 単独行動が増えた
- 職場への不平不満を口にしなくなった
- 会議やミーティングでの発言が減る　……

また、たとえば結婚等を理由に離職した場合でも、後でよくよく聞くと「上司や先輩と合わなかった」「最近、孤立気味だった」といったような人間関係の不和が背後に隠れていたという場合もよくあります。上司に告げる離職の理由は人

管理者は「防げる離職」に注目！

防げる離職	防げない離職
● 人間関係による離職 ・相談相手の不在 ・上司・同僚との相性が悪い ● メンタル不調による離職 ・やりがいの喪失 ・モチベーション低下	● 結婚・出産・転居などライフステージの変化 ● 希望キャリアの相違 ● 労働条件に対する不満 ● 理想とする働き方の変化

防げない離職を名目とした防げる離職もある

それぞれですが、根っこにある問題を探り、解決していくことは重要な組織課題です。

「看護管理者の姿勢」が重要な鍵

では、今後、管理者は「どのような組織」を目指していけばいいのでしょうか。

低賃金、患者ニーズの多様化や訴訟リスクの増大、新規感染症への対応やリスクマネジメント、医師の働き方改革といったさまざまな課題があり、人員を定数確保していても人手不足感は否めません。

さらにその延長線上には、残業や休日出勤などの長時間労働やそれらを原因とするメンタルヘルスの問題や人間関係のトラブルから発展しやすいハラスメントの問題など、パッと思いつくだけでも相当な問題が挙げられます。

もちろん制度や就業規則、人事評価なども含めて考えなければいけませんので、経営判断の範疇に入るものもあるでしょう。しかし、現場で働く看護師が「働きやすさ」を実感するためには、経営陣の判断だけではなく、現場のリーダーである看護管理者の言動（発言や態度）や関わり方が非常に重要です。

管理者同士で、現状の問題を解決し、どのような職場にしたいかを話し合い、その実現に向けて行動し続けることが、いい組織をつくる鍵となります。

次の管理職を育てるために

組織の成長を考えたとき、次の管理職を育てることも重要なテーマです。医療従事者に限った話ではありませんが、最近は管理職になりたくないと考える人が増えています。

さまざまなアンケート調査や受講者への直接の聞き取りから分析すると、どうも不安が先立っているように感じられます。

何を求められているのか（役割、スキル、知識など）が不明瞭だったり、部署やチームをマネジメントするための具体的な方法を知らなかったり、そもそも自分が本当に管理職としてやっていけるかどうかだったり、そんな不安が大きいのです。

それらの不安を払拭し、かつ、管理職を目指す人が早い段階から準備ができるような仕組みをつくることが求められます。

話は変わりますが、欧米では医療業界に限らず、求人票などに募集する役職だけでなく、その職務や業務内容が「職務記述書」（ジョブディスクリプション）に細かく記載されているようです。つまり、入職する前からどんな役割を任されるのか、どのような能力や資格が必要なのかがはっきりわかるということです。そうなると、責任の範囲も明確ですし、任された領域を超える仕事を請け負うことも原則あり得ません。

キャリアアップについても、次の役職に上がるためにはどんな能力や実績が必要なのか明確に定められており、誰もが閲覧可能な状態になっているようです。キャリアアップを望むのであれば、その役職に必要なスキルを計画的に身につけていけばいいですし、望まない場合はスキルアップに充てる時間を余暇や自分のための時間に充てればいいという感じで自分の希望に合わせた選択ができるようになっています。

看護師のキャリアアップ、スキルアップを考えると「クリニカルラダー」が近いかと思います。また看護管理者のステップアップを設計した「マネジメントラダー」も徐々に広まっています。

このようなキャリア形成に必要な情報を透明化してどんどん発信することで次の管理職を育てる素地をつくっておくことは、現管理職にとって重要な仕事ではないでしょうか。

まとめ

ともに働く仲間が協力し生産性を高めていくためには、人と人との連携が必須です。その連携を強化するためにさまざまな策を講じることこそマネジメントの本質ではないでしょうか。もちろん個人能力の向上も大切ですが、成長していく個人同士をいかに噛み合わせていくのかが重要なのです。そのためには「心理的安全性」を担保することも忘れてはなりません。

それは表面上仲のいいだけの組織でも、馴れ合いが常態化した組織でもありません。組織をよりよくするためには、ときに誰かにとって耳が痛い発言もいとわず、言われた側もその発言を真摯に受け止めてこそ、心理的安全性が高い組織だといえます。

また、個人の成長に大きく役立つ「劣等感」についても同じです。劣等感をひた隠しにしなければいけないような雰囲気は、個人の成長を阻害します。自分のいたらぬ点や学ぶ必要があることをきちんと自覚し、そこを伸び代としてとらえられるからこそ成長していくのです。これは組織の成長においても同じではないでしょうか。

本章でも考えていただいたように、現在の組織の状態を冷静に見つめ、いたらぬ点を真摯に受け止め、どこに伸び代があるのかを見極めていきましょう。

受講者の声

- 管理者に「提言力」と「実行力」が必要だと教わり、ハッとした。強化していきたい
- 「4つの質」それぞれの課題を洗い出し、PDCAを回しながら実践していきたい
- 組織力向上のために取り組むべき課題と解決策がわかり、今後の展望が見えた
- やはり「関係の質」(人間関係)が重要だと再認識できた。一人ひとりといい関係を築く努力を続けたい
- 最後に来て、またタイムマネジメントの重要性に行き着いた。組織力を高める活動をするための時間確保からもう一度考え直したい
- 日々の業務に追われて「理想の状態」を考える時間がほとんどなかった。日々理想と現状を見比べながら組織の問題を早めに見つけたい

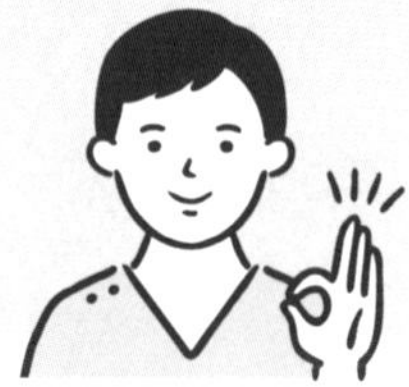

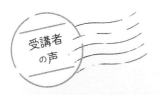

本書で紹介してきた研修プログラムを導入し、アンケートにご協力いただいた病院を紹介します。

ご受講いただいたみなさまには本当に真剣に取り組んでいただき感謝しております。また、毎回ご面倒なアンケート調査にもご協力いただきありがとうございました。

(1)かがわ総合リハビリテーション病院
(2)高松赤十字病院
(3)小豆島中央病院
(4)戸畑共立病院／戸畑リハビリテーション病院
(5)ひだか病院
(6)日本赤十字社　愛知医療センター　名古屋第一病院

おわりに

最後までお読みいただきありがとうございました。少しだけ裏話をさせてください。もしかしたら疑問に思った方もいるかもしれませんが、なぜ**「7つのマネジメント」**なのかについてお話ししておきます。

本書の元になった研修プログラムは、研修でおつき合いのあった病院の師長や教育責任者の方にご意見をいただいた上で形にしました。当時はコロナ禍まっただ中で、病院全体に緊張感が漂い、特に看護管理者に疲れが色濃く出ていましたが、看護管理者にとっての解決すべき**「課題」**が見えてきたのです。それが次の7つでした。

①とにかく忙しくて時間にゆとりが持てない
②注意を払うべきポイントが多すぎて心にも余裕がない
③何をどう教えれば若手が育つのか？　教育ってそもそもどうあるべきなのか……
④本来、看護管理者としてどんな役割を果たすべきなのか

⑤ミスを減らして生産性を高めるために、どうコミュニケーションをとるべきか
⑥一人ひとりを大切に育てたいが、具体的に何をどうすればいいのか
⑦人が育てば組織も成長すると思いきや、なかなか組織力が上がらないのはなぜか

組織をマネジメントするというのはひと筋縄ではいかず、これまでも四苦八苦してこられたと思います。その思いを少しずつ楽にしながら、確実に実践に落とし込んでいただけるよう具体的に書きました。

読んで終わりにせず、実践に落とし込んでみてください。あなたが行動を変えれば、必ず組織は変わりますから。

無料メールマガジンを発行しています。看護管理者として幅広い知識を身につけたい、自分の成長のために何かしたいという方は、左記よりご登録ください。

「看護管理者のためのマネジメント講座」
https://88auto.biz/potentialvision/registp/kangokanri.htm

「やめたくない看護部」のつくり方
離職率ゼロのために
看護管理者が学ぶべき7つのマネジメント　定価（本体2,100円＋税）

2024年6月28日　第1版第1刷発行

著　者　山本武史©　〈検印省略〉

発行者　亀井　淳

発行所　株式会社メヂカルフレンド社

〒102-0073　東京都千代田区九段北3丁目2番4号
麹町郵便局私書箱第48号　電話 (03)3264-6611　振替 00100-0-114708
https://www.medical-friend.jp

Printed in Japan　落丁・乱丁本はお取り替え致します　印刷・製本／シナノ書籍印刷(株)
ISBN978-4-8392-1740-2　C3047　105022-179